Autisme: hoe te verstaan, hoe te begeleiden?

Redactie: Dick de Bie
Ab Bobbink
Marijke van Bommel
Maria van Deutekom
Mathieu Heemelaar
Marja Magnée
Alfons Ravelli

Autisme: hoe te verstaan, hoe te begeleiden?

Auteur: Mia Zeevalking

Bohn Stafleu Van Loghum
Houten/Diegem, 2000

© 2000 M.A. Zeevalking, Schiedam
Alle rechten voorbehouden. Niets uit deze uitgave mag worden verveelvoudigd, opgeslagen in een geautomatiseerd gegevensbestand, of openbaar gemaakt, in enige vorm of op enige wijze, hetzij elektronisch, mechanisch, door fotokopieën, opnamen, of enig andere manier, zonder voorafgaande schriftelijke toestemming van de uitgever.
Voorzover het maken van kopieën uit deze uitgave is toegestaan op grond van artikel 16b Auteurswet 1912 j° het Besluit van 20 juni 1974, Stb. 351, zoals gewijzigd bij Besluit van 23 augustus 1985, Stb. 471 en artikel 17 Auteurswet 1912, dient men de daarvoor wettelijk verschuldigde vergoedingen te voldoen aan de Stichting Reprorecht (Postbus 882, 1180 AW Amstelveen). Voor het overnemen van (een) gedeelte(n) uit deze uitgave in bloemlezingen, readers en andere compilatiewerken (artikel 16 Auteurswet 1912) dient men zich tot de uitgever te wenden.

ISBN 90 313 2845 6
NUGI 725
D/2000/3407/107

Ontwerp omslag en binnenwerk: Studio Bassa, Culemborg

Bohn Stafleu Van Loghum

Het Spoor 2
3994 AK Houten

Kouterveld 2
1831 Diegem

www.bsl.nl

Inhoud

	Inleiding	7
1	**Beschrijving en definiëring**	**11**
1.1	Historie en achtergrond	11
1.2	De autistische stoornis als syndroom	11
1.3	Omschrijving van de stoornis	12
1.3.1	Pervasieve ontwikkelingsstoornis of stoornis van het autistisch spectrum	12
1.3.2	Kenmerken van autisme	13
1.3.3	Het cluster pervasieve ontwikkelingsstoornissen	14
1.3.4	Verschillende uitingsvormen van autisme	14
1.3.5	De aan autisme verwante contactstoornis	15
1.3.6	Secundaire gevolgen van autisme	15
1.3.7	De afgrenzing	16
1.3.8	Autisme in combinatie met andere aandoeningen	17
1.4	Samenvatting	17
2	**Autisme nader bekeken: inzicht in de stoornis**	**19**
2.1	Afwijkende prikkelverwerking als uitgangspunt	19
2.2	Prikkelverwerking, waar gaat dat over?	20
2.3	Vergelijking tussen de kenmerken van de normale persoonsontwikkeling en die van autisme	21
2.3.1	De eerste levensmaanden (0 tot 6 maanden)	22
2.3.2	De periode 6 tot 24 maanden	24
2.3.3	De periode 24 tot 48 maanden	30
2.3.4	De periode 4 tot 7 jaar	32
2.4	Toepassing van inzichten over autisme in ontwikkelingsperspectief	34 36
2.5	Autisme in het kort: enkele belangrijke begrippen en gevolgen	37
2.5.1	Centrale coherentie en *theory of mind*	37
2.5.2	Gevolgen van autisme	37
2.6	Samenvatting	39

3	**Opvoeden en begeleiden: aansluiten en versterken**	**40**
3.1	Behoefte aan ondersteuning	40
3.2	Aansluiten en versterken	40
3.3	Aansluiten in het contact maken	41
3.4	Aansluiten in de communicatie	42
3.5	Aansluiten in prikkelgevoeligheid en denken in detail	44
3.6	Aansluiten in de wijze van leren	45
3.7	Aansluiten in rigiditeit en preoccupaties	46
3.8	Aansluiten bij de directe behoeftebevrediging	47
3.9	Aansluiten bij de effecten van emotioneel functioneren	48
3.10	Een casus	49
3.11	En dan: versterken	53
3.12	Samenvatting	57
4	**Kwaliteiten van de opvoeder en begeleider**	**58**
4.1	Beroepskwaliteiten, en dan extra goed	58
4.2	Voorwaardenscheppende factoren	58
4.3	Wat je moet kunnen, of willen leren	59
4.4	Samenvatting	62
5	**Methodieken, organisaties en zorgvormen**	**63**
5.1	Bekende behandel- en begeleidingsmethoden	63
5.1.1	TEACCH	63
5.1.2	Gedragsmodificerende methoden	66
5.1.3	Behandelingsmethode volgens J. Heykoop	67
5.1.4	Son-rise	67
5.1.5	Sociale vaardigheidstraining	68
5.2	Instellingen en organisaties	68
5.2.1	Geestelijke gezondheidszorg	69
5.2.2	Gehandicaptenzorg	69
5.2.3	Jeugdhulpverlening	70
5.2.4	Onderwijs	71
5.2.5	Hulpverlening vanuit de universiteiten	71
5.2.6.	Vereniging	71
	Tot slot	**72**
	Aanbevolen Literatuur	**75**
	Adres	**76**

Inleiding

De mens met autisme stelt de mens zonder autisme vaak voor vragen, en even zo vaak voor verrassingen. Voorzover bekend geldt dit omgekeerd evenzeer: de autistische mens staat niet zelden voor raadsels als hij naar de 'gewone' wereld kijkt. Voor autisten zijn de 'anderen' niet of moeilijk te doorgronden en is de wereld, die immers voor het overgrote deel door 'niet-autisten' bepaald wordt, moeilijk te bevatten en vormt hij een riskante wildernis met voetangels, klemmen en duistere paadjes.
Een (licht-)autistische man beschrijft de manier waarop hij de wereld ervaart met het volgende voorbeeld:

> '*De werkelijke oorzaak [van de stoornis autisme, MZ] ... is mijns inziens perceptueel van aard. Ik heb in de loop van de jaren ontdekt dat mijn manier van waarnemen anders is dan de meeste andere mensen. Als er bijvoorbeeld een hamer op tafel ligt, dan zie ik in eerste instantie geen hamer, maar ik zie uitsluitend ongerelateerde onderdelen: een vierkant blok ijzer met in de onmiddellijke nabijheid een toevallige houten staaf. Direct daarna vindt de perceptuele integratie plaats tot iets wat op een hamer lijkt, en even later schiet zelfs het woord me te binnen. Weer een tijd later weet ik dat er iets mee gedaan kan worden: timmeren...*' (Van Dalen, 1994).

Een dergelijk voorbeeld maakt duidelijk hoe ingewikkeld de waarneming van de wereld verloopt voor iemand met autisme en hoeveel tijd en aandacht het kost om dingen te begrijpen en er adequaat mee om te gaan.
Mensen met autisme kunnen als gevolg van hun stoornis meestal niet zonder een bepaalde ondersteuning hun weg in het leven vinden. De stoornis roept dermate grote problemen op, voor de persoon zelf en voor zijn omgeving, dat de geboden ondersteuning vaak van professionele aard moet zijn.
Het is van groot belang autisme op zo jong mogelijke leeftijd te onderkennen, omdat juist dan de meest cruciale ontwikkeling plaatsvindt en omdat juist in de kindertijd het risico van de ontwikkeling van secundaire problematiek het grootste is. Hoe eerder de onderkenning, hoe groter de kans op een succesvolle ondersteuning. Niet zelden zijn begeleiding en hulp in de latere levensfases evenzeer nodig en wel op alle levensgebieden: wonen, vrije tijd en werken.

Dit boekje beoogt inzicht te geven in wat autisme inhoudt, en in aspecten die bij de begeleiding een belangrijke rol spelen.

Hoofdstuk 1 is vooral beschrijvend. Hier komen de kenmerken van autisme aan de orde en een aantal belangrijke overwegingen op klinisch en theoretisch gebied.

Het tweede hoofdstuk geeft inzicht in de stoornis. Daartoe is gekozen voor een ontwikkelingsgerichte benadering die de stoornis in het perspectief van de normale ontwikkeling plaatst (zie ook Gillberg & Peeters, 1995). De reden voor deze keuze ligt in mijn ervaringen in de praktijk. Hulpverleners zijn heel vaak geneigd in hun begripsvorming over autisme een beeld van '*de* autist' te vormen alsof het om een aparte soort gaat van de species mens. Zo'n 'autist' heeft dan bepaalde kenmerken die een bepaalde van tevoren vaststaande begeleiding behoeven. Het gevolg is een zeer starre opstelling en geen oog meer voor de individuele mens met autisme: een mens met speciale problemen, dat meestal wel, maar ook even uniek als ieder ander mens, die wil dat men naar hemzelf kijkt in plaats van naar 'de autist'. Door autisme te beschouwen als het resultaat van een bepaalde stagnatie in de ontwikkeling probeer ik het terug te plaatsen naar waar het hoort: er is in de ontwikkeling van dit meisje, deze jongen, deze mevrouw, deze meneer, iets bepaald niet goed verlopen. Omdat de uitingsvorm van die anders verlopen ontwikkeling vaak zo onbegrijpelijk en zelfs bizar is, is men geneigd te spreken over 'de autist' en niet meer over een meisje, jongen, mevrouw of meneer die autistisch is.

In het derde hoofdstuk probeer ik, voortbordurend op de poging autisme te 'begrijpen', de begeleiding steeds in de betekenis van 'aansluiting' te vertalen. De grote kunst van het begeleiden ligt in het steeds weer checken hoe een individu zijn wereld beleeft, welke ondersteuning hij behoeft en hoe het verkregen inzicht hierover om te zetten in adequaat handelen.

Bij 'goed begeleiden' speelt nog een ander punt, dat niets met autisme van doen heeft maar wel met de visie op de relatie van hulpverlener en hulpvrager: in de zorg is de laatste jaren een sterk accent komen te liggen op de emancipatie van de hulpvrager (cliënt). Het gaat om *zijn* leven, en om de *keuzes* die *hij* in zijn eigen leven maakt. Autisme maakt het begeleider en opvoeder niet gemakkelijk een begeleiding of opvoeding te bieden die enerzijds recht doet aan de behoefte aan steun en begeleiding, en anderzijds aan de behoefte aan zelfbeschikking. Een mens met autisme lijkt immers vaak te zeggen: laat me met rust, bemoei je niet met mijn geslotenheid, ik wil helemaal niet veranderen! De kernwoorden 'aansluiten en versterken' geven volgens mij weer wat de opvoeder/begeleider moet doen: niet opdringen, niet vanuit de eigen norm bezig zijn, maar denken vanuit de ander, heel subtiel biedend wat die ander kan gebruiken om zijn leven te leven.

In het vierde hoofdstuk wordt ingegaan op de kwaliteiten en vaardigheden waarover een opvoeder of begeleider moet beschikken om zijn aandeel tot een succes te maken. Er worden kort een aantal randvoorwaarden genoemd.

Het vijfde en laatste hoofdstuk geeft enige informatie over behandelmethodieken en over organisaties en zorgvormen waarbinnen in Nederland vorm wordt gegeven aan het opvoeden, ontwikkelen en begeleiden van mensen met autisme.

Rest mij nog op deze plaats van de gelegenheid gebruik te maken om mijn dank uit te spreken aan redacteur Mathieu Heemelaar die met veel geduld de teksten corrigeerde, aan mijn collega's Leony Coppens en Manou van Wezel, die hun tijd en energie ter beschikking stelden om mij te voorzien van vele nuttige inhoudelijke aanwijzingen en aan de bewoners en werkers van het Lorna Winghuis, die voor mij zonder dat zij het beseften zo vaak een bron van inspiratie waren, als het ging om autisme.

Indien lezers van dit boek met mij over bepaalde punten van gedachten willen wisselen, kunnen zij contact met mij opnemen via miaz@decompaan.nl.

1 Beschrijving en definiëring

1.1 Historie en achtergrond

In 1943 beschreef Leo Kanner een stoornis die hij in zijn werk met kinderen tegenkwam, en waarvan hij vond dat deze niet binnen de tot dan toe bekende stoornissen viel: het vroegkinderlijk autisme (Kanner, 1943).
Het woord autisme is afgeleid van het Griekse woord autos, dat 'zelf' betekent. Autisme betekent dan 'in zichzelf zijn', of 'in zichzelf gekeerd zijn'. Kanner omschreef de stoornis autisme aan de hand van de volgende kenmerken:
- in extreme mate in zichzelf gekeerd zijn;
- moeite met taal en gebruik van symbolen;
- bizar gedrag.

Op dat moment en nog vele jaren erna voerde men de discussie of autisme als aparte stoornis aangeboren was, of het gevolg was van falend moederschap. De zogenaamd koele moeder was volgens sommigen de oorzaak van het in zichzelf gekeerd zijn van het kind. Pas tientallen jaren later kreeg de overtuiging de overhand dat de stoornis een gevolg was van een beschadiging in de hersenen en dus niets te maken had met ongunstige opvoedingsfactoren. Ook nu nog is de mening over autisme aan verandering onderhevig.

1.2 De autistische stoornis als syndroom

Als bij iemand de diagnose autisme gesteld is, lijkt dat misschien verhelderend ('nou weten we eindelijk wat er met hem aan de hand is') maar eigenlijk is er ook heel veel *niet* mee gezegd.
Er is *wel* mee gezegd dat de persoon werkelijk iets ernstigs scheelt, en niet zomaar raar of lastig gedrag vertoont. Ook is ermee gezegd dat ouders zich niet de schuldvraag hoeven te stellen voor de problemen die ze met hun kind meemaken. En ten slotte dat er perspectief op verbetering is, hoewel de stoornis blijvend zal zijn.
En wat wordt er *niet* gezegd? Er wordt niet gezegd waar autisme vandaan komt; dat is namelijk nog steeds niet bekend. Er wordt ook niet mee gezegd

wat er in wezen aan de hand is. Theoretisch is het begrip autisme een 'syndroom'; dat wil zeggen een complex van een aantal verschijnselen/gedragingen. De oorzaak daarvan kan nog niet worden aangetoond. Desondanks gaat men er in het algemeen van uit dat een organische stoornis op neurologisch gebied aan autisme ten grondslag ligt (Kraijer, 1994). Deze stoornis beïnvloedt de prikkelverwerking. In dit bestek zal autisme daarom eveneens als een stoornis beschouwd en benoemd worden.

De laatste jaren gaan overigens op grond van bepaalde onderzoeksresultaten ook weer stemmen op om een erfelijke component aan de stoornis te verbinden (Kraijer, 1994). De prevalentie bij schoolkinderen van autisme of een aan autisme verwante contactstoornis wordt geschat op 0,6 tot 1 procent (Gillberg & Peeters, 1995).

De verschijnselen en gedragingen die bij autisme horen kunnen in hun concrete verschijningsvorm enorm uiteenlopen. Daarbij komt dat er in driekwart van de gevallen van autisme ook een verstandelijke handicap in het spel is en dat ook geregeld een combinatie van stoornissen voorkomt (comorbiditeit) zoals visus- en gehoorproblemen. Het onderscheid tussen symptomen die horen bij autisme en die welke het gevolg zijn van een andere eveneens aanwezige stoornis is niet altijd makkelijk te maken.

1.3 Omschrijving van de stoornis

1.3.1 Pervasieve ontwikkelingsstoornis of stoornis van het autistisch spectrum

Het diagnostische systeem DSM-IV (APA, 1994) wordt wereldwijd toegepast om alle stoornissen van de geest te classificeren. In dit systeem wordt een aantal 'hoofdgroepen' onderscheiden waarbinnen stoornissen gerangschikt staan. Een van deze hoofdgroepen heet 'ontwikkelingsstoornissen'. Hiertoe behoren alle stoornissen die in de vroege kindertijd beginnen en die een negatieve invloed op de ontwikkeling van geestelijke vermogens of vaardigheden hebben.

Een deel van deze groep heeft een aparte benaming: 'pervasieve ontwikkelingsstoornissen'.

'Pervasief' (afgeleid van het Engelse woord pervasive) betekent dat de invloed van deze stoornissen in alle delen van de persoonlijkheid 'doordringt': de totale persoonlijkheid wordt erdoor bepaald (Mulders e.a., 1996). De autistische stoornis vormt samen met een aantal andere stoornissen de groep pervasieve ontwikkelingsstoornissen. Autisme is dus
- een stoornis van de geest;
- een ontwikkelingsstoornis (begint in de vroege kindertijd en bepaalt de ontwikkeling negatief);
- een pervasieve stoornis (beïnvloedt alle delen van de persoonlijkheid).

De laatste jaren spreekt men in plaats van over pervasieve ontwikkelingsstoornissen ook over 'stoornissen van het autistisch spectrum' (Wing, 1988). Daarmee wordt bedoeld dat er een spectrum van stoornissen bestaat die een aantal kenmerken gemeen hebben en op grond daarvan tezamen de 'stoornissen van het autistisch spectrum' vormen; dit in tegenstelling tot de overtuiging dat het om één 'hoofdstoornis' (autisme) gaat waarop een aantal 'varianten' mogelijk is.

Binnen het autistisch spectrum bevindt zich een aantal uitingsvormen van de stoornis die ieder hun eigen, specifieke problematiek meebrengen maar waaraan dezelfde (vermoede) prikkelverwerkingsstoornis ten grondslag ligt.

1.3.2 Kenmerken van autisme

Bij autisme worden, volgens de DSM-IV, de volgende kenmerken waargenomen:

1 Een kwalitatieve beperking in contact en sociale interacties in vergelijking met wat op basis van de verstandelijke leeftijd verwacht mag worden. Bijvoorbeeld afwijkend gebruik van non-verbaal gedrag zoals oogcontact en lichaamshouding, geen vriendschapsrelaties, niet spontaan samen spelen, geen emotionele of sociale wederkerigheid.
2 Een kwalitatieve beperking in de communicatie. Bijvoorbeeld een achterstand in of ontbreken van taal (achterstand in vergelijking met de ontwikkelingsleeftijd van de persoon), eigenaardig woordgebruik, eigenaardige intonatie, stereotiep taalgebruik.
3 Een beperkt gedragsrepertoire en zich herhalende stereotiepe patronen van gedrag. Hiertoe worden gerekend een beperkte belangstellingswereld (bijvoorbeeld alleen maar belangstelling hebben voor de eigen hobby en van al het andere om zich heen totaal niets afweten en niets willen weten), een sterke preoccupatie op bepaalde zaken (gek zijn van treinen bijvoorbeeld, en daarop totaal gefixeerd zijn), rigiditeit in routines en rituelen (altijd op dezelfde manier aan tafel aanschuiven en dit niet kunnen en willen veranderen), motorisch maniërisme of preoccupaties met voorwerpen (fladderen met de handen, tollen met voorwerpen).
4 Er bestaat voor het derde levensjaar een achterstand in sociale interacties, in taal ten behoeve van sociale communicatie en in symbolisch spel.

Wing (1993) beschrijft de eerste drie punten van deze definitie als 'de triade' waarbij in het derde punt sterk de nadruk wordt gelegd op de stoornis van de verbeelding (niet abstract kunnen denken, niet kunnen denken in symbolen, aan het hier en nu kleven). Zij noemt als drie hoofdkenmerken van autisme: een kwalitatieve beperking in contact, communicatie en in verbeelding, dit alles in vergelijking met de ontwikkelingsleeftijd van de persoon. Deze triade leidt vervolgens tot een beperkte belangstellingswereld.

1.3.3 Het cluster pervasieve ontwikkelingsstoornissen

Het totale cluster van pervasieve ontwikkelingsstoornissen bestaat uit:
1 *De autistische stoornis.*
2 *Het syndroom van Rett.*
   Bij deze stoornis verloopt de psychomotore ontwikkeling de eerste levensmaanden normaal. Vervolgens blijft schedelgroei achter en vertoont het kind specifiek motorisch gedrag. Het syndroom van Rett is tot nog toe alleen bij meisjes geconstateerd.
3 *De desintegratiestoornis van de kinderleeftijd.*
   Bij deze stoornis is er aanvankelijk een normale ontwikkeling; vervolgens ontstaat er een achteruitgang in onder andere sociale en communicatieve vaardigheden.
4 *Het syndroom van Asperger* is een stoornis met veel autistische kenmerken, de taalontwikkeling is echter niet afwijkend.
5 *De pervasieve ontwikkelingsstoornis niet anders omschreven.*
   Deze stoornis voldoet niet geheel aan het autistisch beeld; er is een kwalitatieve beperking in de sociale interactie, of een kwalitatieve beperking van verbale en non-verbale communicatieve vaardigheden of stereotiep gedrag en beperkte interesses.

1.3.4 Verschillende uitingsvormen van autisme

Binnen de genoemde kenmerken kan autisme zich op heel diverse manieren uiten, zo zelfs dat een buitenstaander geneigd kan zijn te denken dat deze uitingsvormen bij verschillende stoornissen horen.
Omdat deze verschillen van invloed zijn op de wijze van begeleiding en behandeling heeft Lorna Wing (Wing, 1988) een onderverdeling gemaakt in hoofdtypen van uitingen:
- *de in zich zelf gekeerde autist* wijst contact actief af, en leeft in zijn eigen wereld ('aloof');
- *de passieve autist* stelt zich passief op, zoekt geen contact en onderneemt weinig ('passive');
- *de actieve autist* stelt zich actief op, zoekt contact maar slaat daarin voortdurend de plank mis ('active but odd').

Theo Peeters beschrijft de drie uitingen heel treffend door ze te vergelijken met drie deelnemers van een voetbalteam die geen van drieën de regels snappen en daar ieder op hun eigen manier op reageren: de eerste probeert zich te onttrekken aan het spel, de tweede staat er bij en reageert alleen als hem een bal wordt toegespeeld door er lusteloos tegenaan te schoppen en de derde stort zich in het spel en maakt zichzelf daardoor onmogelijk (Peeters, 1994).
Het eerste type komt meestal alleen op jonge leeftijd voor; naarmate de leeftijd vordert, wijzigt het beeld zich vaak in het passieve type.

1.3.5 De aan autisme verwante contactstoornis

Soms openbaart zich slechts een deel van de kenmerken die onder 'autisme' vallen.
Er kan dan een andere stoornis in het spel zijn (zie verder onder par. 1.3.7). Wanneer er geen andere stoornis is, spreken we van een 'pervasieve ontwikkelingsstoornis niet anders omschreven' ook wel 'de aan autisme verwante contactstoornis' genoemd.
In de praktijk bedoelt men vaak met 'autisme' zowel de stoornis 'autisme' als 'de aan autisme verwante contactstoornis'. Binnen het bestek van dit boekje zal autisme verder ook in deze bredere betekenis gebruikt worden.

1.3.6 Secundaire gevolgen van autisme

De symptomen die met elkaar aangeven dat er sprake is van autisme en het onderscheid in teruggetrokken, passief, of actief en bizar vallen onder de zogenaamde primaire kenmerken van autisme. Zij zijn een direct gevolg van de (vermoedelijke) hersenbeschadiging. Deze gevolgen kunnen een scala aan problemen opleveren voor de persoon met autisme. In de loop van dit boek zal daar de nodige aandacht aan worden besteed.
Niet zelden zien we bij een persoon met autisme een problematiek die niet direct voortkomt uit de stoornis maar die wel zeer ernstige vormen kan aannemen. Deze problematiek kan het gevolg zijn van een jarenlange verkeerde wisselwerking tussen de buitenwereld en de persoon met autisme.

Problematiek die vaak voorkomt bij autisme is:
- *Automutilatie en agressie.* Mensen met autisme worden vaker dan normaal geconfronteerd met moeilijke, voor hen onbegrijpelijke en stressvolle situaties. Tevens heeft een meerderheid van hen een verminderd vermogen om zich te uiten op verbale wijze, om een bepaald probleem op te lossen of om steun te vragen. Vooral wanneer een ongewenste situatie langere tijd aanhoudt, bestaat het risico dat een autist zich gaat uiten via agressie of via automutilatie.
Overigens kan automutilatie ook voorkomen als een vorm van zelfstimulatie. Dit komt met name voor bij de groep autisten met een ernstige verstandelijke handicap.
- *Angstig en faalangstig gedrag.* Dit gedrag komt vaak voor omdat de (mensen)wereld voor een autist onbegrijpelijk blijft, en omdat allerlei impliciete en expliciete eisen gesteld worden waaraan hij niet kan voldoen.
- *Depressiviteit.* Depressiviteit kan ontstaan door een chronisch tekort aan de juiste ondersteuning. Vaak wordt een autist op ontbrekend inzicht aangesproken. Hij moet dan met de voortdurende druk leven aan iets te voldoen waartoe hij niet in staat is. Naast faalangst kan zich dan ook depressiviteit ontwikkelen. Er kan ook sprake zijn van een overbescherming: dan wordt het leven beperkt, benauwend en geestdodend. Ten slotte kan er een onvermo-

gen bestaan om een diepgevoelde persoonlijke behoefte in vervulling te laten gaan, bijvoorbeeld het vinden van een goede levenspartner of het realiseren van een zelfstandig leven. Als daarover geen goede rouwverwerking plaatsvindt, kan een depressieve reactie het gevolg zijn.
- *Persoonlijkheidsproblematiek.* De afwijkende ontwikkeling die plaatsvindt als gevolg van autisme is medebepalend voor de vorming van de persoonlijkheid. Deze kan dermate problematische vormen aannemen dat er een persoonlijkheidsproblematiek of -stoornis ontstaat.

1.3.7 De afgrenzing

Een aantal psychische stoornissen vertoont symptomen die ten dele overeenkomen met symptomen van autisme. Het is van belang ze te onderscheiden omdat de behandeling en het vooruitzicht op verbetering verschillend kunnen zijn.

Aandachtstekortstoornis met hyperactiviteit
Deze stoornis, ook wel ADHD genoemd naar de Engelse benaming ervan (Attention Defecit and Hyperactivity Disorder) heeft als belangrijke kenmerken: gebrek aan concentratie, impulsiviteit, en motorische onrust. Deze verschijnselen kunnen ook bij een autistisch beeld optreden en daardoor tot verwarring leiden over de juiste diagnose.
In tegenstelling tot bij autisme is het contact bij deze stoornis in principe wederkerig en is normale communicatie mogelijk.

Mentale retardatie
Een algehele verstandelijke stoornis in de ontwikkeling kan de kwaliteit van contact, spel en communicatie verminderen. Deze vermindering is in dit geval het gevolg van een verminderde intelligentie. De persoon met deze stoornis laat in denken, leren en dagelijks functioneren een verminderd vermogen zien. Autisme heeft juist op heel specifieke gebieden in de ontwikkeling achterstand tot gevolg, terwijl op andere gebieden de ontwikkeling min of meer normaal verloopt.

Persoonlijkheidsstoornissen
We spreken van een persoonlijkheidsstoornis als het volgende wordt vastgesteld (Vandereycken e.a., 1994):
- pathologische karaktertrekken;
- langdurige verstoring van interpersoonlijke relaties;
- langdurig subjectief lijden van betrokkene of zijn omgeving.

Een persoonlijkheidsstoornis is een begrip dat in zijn algemeenheid moeilijk is af te grenzen van andere psychiatrische stoornissen, zo ook van autisme. In principe kan er als gevolg van autisme bij volwassenen een persoonlijkheidsstoornis ontstaan (zie eind paragraaf 1.3.6). Het onderscheid met persoonlijkheidsstoornissen die niet gepaard gaan met autisme is vooral zichtbaar in de uitingsvorm en in de totstandkoming ervan. Anamnestische gegevens uit de kindertijd kunnen uitsluitsel geven.

Schizofrenie
Nadat in de kindertijd de diagnose pervasieve ontwikkelingsstoornis is gesteld, kan er op volwassen leeftijd een beeld ontstaan dat de vraag doet rijzen of er sprake is van schizofrenie. Vooral psychotische verschijnselen doen aan deze stoornis denken. Hallucinaties en wanen zijn namelijk verschijnselen die niet typerend zijn voor autisme. Toch is er een zekere vergelijking mogelijk tussen 'psychose' en autisme, en er is dan ook lange tijd vergelijkenderwijs gesproken over deze twee begrippen (Lafeber, 1984). Tegenwoordig trekt men de grens bij de duur van de verschijnselen: wanneer wanen of hallucinaties langer dan een maand aanhouden wordt de aanvullende diagnose schizofrenie gesteld.
Vooral als bij het schizofrene beeld wanen en hallucinaties niet op de voorgrond staan en als het schizofrene beeld niet totaal aanwezig is (het zogenaamde resttype) is het onderscheid moeilijk te bepalen.

Depressie
Bij kinderen kan er verwarring ontstaan of verschijnselen duiden op depressiviteit of op autisme. Depressieve kinderen vertonen vaak problemen in de communicatie en het contact. Soms ontdekt men pas bij behandeling welke van de twee beelden ten grondslag lag aan de verschijnselen: bij depressieve kinderen verminderen de klachten waarschijnlijk bij toediening van medicatie en bij veranderingen in de omgeving.

1.3.8 Autisme in combinatie met andere aandoeningen

Mensen met autisme hebben vaak ook nog andere aandoeningen. Deels zijn deze aandoeningen een gevolg van autisme en bijvoorbeeld een falende opvoedingsomgeving. Voor een ander deel zijn de aandoeningen niet te verklaren door omgevingsfactoren en waarschijnlijk in aanleg aanwezig. Veelvoorkomende combinaties zijn: autisme en verstandelijke handicap (80% van alle autisten), autisme en epilepsie (30% van alle autisten) en gezichts- en gehoorstoornissen (respectievelijk 20 en 25%) (Gillberg en Peeters, 1995).

1.4 Samenvatting

De stoornis autisme werd in 1943 door Leo Kanner beschreven. Aan autisme ligt vermoedelijk een stoornis in de hersenen ten grondslag. Volgens deze gedachtegang heeft autisme dus een organische oorsprong. Volgens de DSM-IV valt het binnen het cluster 'Pervasieve Ontwikkelingsstoornissen', of, zoals het ook wel heet de 'stoornissen van het autistisch spectrum'. Kenmerken van autisme zijn: beperkingen in de sociale interacties, in de communicatie en in de verbeelding, hetgeen resulteert in een beperkte belangstellingswereld en rigiditeit. Autisme kent verschillende uitingsvormen die men aanduidt met de termen 'aloof, passive and active but odd' ofwel: 'in zichzelf gekeerd, passief en actief maar bizar'. Autisme is een ontwikkelingsstoornis, dat wil zeggen dat zij optreedt in de vroege kindertijd, voor het derde levensjaar, en de ontwikkeling negatief bepaalt. Autisme treedt vaak op in combinatie met andere stoornissen of aandoeningen.

2 Autisme nader bekeken: inzicht in de stoornis

In het vorige hoofdstuk zijn de symptomen, de afgrenzing en de bijkomende problematiek van autisme besproken.
Om een autist te kunnen begeleiden is inzicht nodig in de aard van de stoornis. Waardoor is een autistisch mens zo beperkt in zijn contact en communicatie; vanwaar zijn rigide gedrag, hang naar rituelen, zijn beperkte en voor de ander vaak zo typische interesses? Bij het onderzoeken van deze vraag zal steeds een vergelijking getrokken worden tussen symptomen en kenmerken van autisme en vergelijkbare aspecten in de normaal verlopende ontwikkeling.
Er is daarbij veelvuldig gebruikgemaakt van de volgende literatuur: Došen (1990), Gillberg en Peeters (1995), Mussen, Congen en Kagan (1963), en Verhofstadt-Deneve, Vyt en Van Geert (1991).

2.1 Afwijkende prikkelverwerking als uitgangspunt

Bij de gedachtevorming over autisme gaat men ervan uit dat er een probleem bestaat op het gebied van de prikkelverwerking. Dit probleem wordt vermoedelijk veroorzaakt door een stoornis in de hersenfuncties en is onherstelbaar. De verstoring van de prikkelverwerking kan voor elk van de zintuigen gelden. Deze kan zich uiten in een sterke over- of ondergevoeligheid voor prikkels; zij worden op een andere wijze beleefd en verwerkt dan normaal het geval is. Door deze manier van verwerken houdt iemand andere informatie van de prikkel over dan wanneer er geen verstoring is.
Omdat deze afwijkende verwerking van prikkels van jongs af plaatsvindt, denkt en leert iemand met autisme op structureel andere wijze: van jongs af vinden onder invloed van de afwijkende prikkelverwerking ontwikkelingsstappen op een andere wijze of soms niet plaats. Hierdoor houdt de persoon met autisme op een aantal gebieden jongkinderlijke trekken, die zich op een bepaalde manier verhouden tot zijn totale persoonlijkheid.
Om te kunnen vaststellen om welke jongkinderlijke trekken het nu precies gaat en welke invloed zij hebben op de ontwikkeling en de persoonsvorming vergelijken we aspecten van de normaal verlopende ontwikkeling met aspec-

ten die kenmerkend zijn voor de autistische stoornis. Op deze manier tekent zich het voor autisten typerende ontwikkelingsprofiel af. Binnen dat profiel zijn er natuurlijk variaties mogelijk. Zo is het bijvoorbeeld kenmerkend voor autisme dat de sociale ontwikkeling achterblijft bij andere ontwikkelingsgebieden, maar de mate van sociale achterstand kan per persoon variëren. Rekening houdend met deze variaties wordt het ontwikkelingsprofiel van mensen met autisme door de volgende kenmerken getypeerd: op het gebied van kennis en praktische vaardigheden relatief goed functionerend, sociaal relatief zwak functionerend, in communicatie relatief beperkt functionerend evenals op het gebied van verbeelding, spel en flexibiliteit. Dit profiel heet 'disharmonisch' vanwege de pieken en dalen op de verschillende gebieden.

In het onderstaande werken wij de kernpunten van autisme verder uit. We beginnen met het begrip prikkelverwerking. Vervolgens beschrijven we een aantal belangrijke aspecten van de normale ontwikkelings- en persoonsvorming. Daarna worden de belangrijke kenmerken van de stoornis autisme daartegen afgezet. Hier wordt dus geen vergelijking getrokken tussen zich normaal ontwikkelende kinderen en autistische kinderen van dezelfde leeftijd. Hiervoor verwijs ik naar reeds bestaande literatuur, zoals het lezenswaardige boekje *Autisme, medisch en educatief* van Gillberg en Peeters (1995).
We sluiten af met de gevolgen van deze kenmerken voor de persoon met autisme. Bij die gevolgen komen de begeleidings- en opvoedingsvragen aan de orde.

2.2   Prikkelverwerking, waar gaat dat over?

Wat doen wij eigenlijk met prikkels die binnenkomen? Juist, die verwerken we tot zinvolle informatie. Vanuit die zingeving reageren we en kunnen we omgaan met de ons omringende wereld. Dit gebeurt met alle typen prikkels: geluiden, beelden, smaken, tast-, bewegings- en evenwichtsprikkels. Dankzij die zinvolle informatie weten we waar we zijn, wie we zijn, wat we doen.
In de loop van onze ontwikkeling hebben wij mentale systemen ontwikkeld om met het 'ruwe materiaal' dat binnenkomt om te gaan. Daardoor zijn we ons nauwelijks nog bewust van dit ruwe materiaal: de oorspronkelijke prikkel. Pas wanneer we niet in staat zijn betekenisvolle gehelen te zien, ervaren we weer even de brij van prikkels.

VOORBEELD   Bedenk eens het volgende: je staat in een museum voor een werkstuk van Seurat, de impressionist die schilderde door stippeltjes te zetten. Sta je er met je neus bovenop, dan zie je zeeën van stippeltjes en kleurtjes. Mooi, maar verder kun je er niets van bakken. Dan ga je een paar stappen achteruit en aha! daar zie je de beelden opdoemen: de stipjes vormen zich tot gehelen. Zo zelfs dat je je van de stipjes bijna niet meer bewust bent.
Ooit had ik een aparte ervaring in een Thais restaurant waar ik samen met mijn

man het einde van een lange en verre reis afsloot. Men draaide daar ten behoeve van de Westerse gasten Westerse muziek. Helaas was het bandje beschadigd, waardoor er twee melodieën door elkaar te beluisteren waren. Geen gehoor, maar niemand leek het op te merken. Na een tijdje riepen we de ober en vroegen of de muziek uit mocht, en we legden uit waarom. De ober voldeed welwillend aan ons verzoek en vertrouwde ons toe dat hij geen verschil hoorde tussen de verschillende Westerse melodieën. Voor hem was het allemaal een pot nat. Hij hoorde dus ook niet dat het bandje niet meer goed werd afgespeeld. Och, en laten wij dat nou steeds zeggen over Oosterse muziek: steeds maar hetzelfde...

Conclusie: prikkels die niet in een herkenbare samenhang binnenkomen, worden waargenomen als een brij of als afzonderlijke prikkels. Dat levert een totaal andere betekenisverlening op dan wanneer er wel een systeem of samenhang wordt herkend.
Vanaf de geboorte ontwikkelen we cognitieve systemen om binnenkomende prikkels tot zinvolle informatie te verwerken. Deze systemen bepalen niet alleen ons verstandelijk functioneren maar oefenen ook invloed uit op ons emotioneel en sociaal functioneren.
Eigenlijk kun je stellen dat er zowel op cognitief, emotioneel als sociaal gebied vanaf de geboorte een ontwikkeling en vorming plaatsvindt die zich beweegt van ongeordend, ongericht en ongedifferentieerd naar gericht, geordend en gedifferentieerd. *Hoe* deze ordening en richting ingevuld zijn, is afhankelijk van iemands individuele persoonlijkheid en karakter.

2.3 Vergelijking tussen de kenmerken van de normale persoonsontwikkeling en die van autisme

De beschrijving van de persoonsontwikkeling volgt globaal de periode van geboorte tot het zevende levensjaar. In deze periode komen ontwikkelingsstappen tot stand die zo kenmerkend anders verlopen bij mensen met autisme.
De periode is grofweg in vier delen verdeeld:
- de eerste levensmaanden;
- 6 tot 24 maanden;
- 24 tot 48 maanden;
- 4 tot 7 jaar.

Binnen elk deel wordt de persoonsontwikkeling in drie gebieden verdeeld:
1 cognitieve ontwikkeling;
2 emotionele ontwikkeling;
3 sociale ontwikkeling.

Deze drie gebieden hangen met elkaar samen en beïnvloeden elkaar (Došen, 1990). Wanneer bijvoorbeeld op verstandelijk gebied bepaalde ontwikkelingsstappen niet plaatsvinden dan zal dat effect hebben op de emotionele en sociale ontwikkeling.

Bij elke deelperiode wordt een vergelijking getrokken met persoonlijkheidsaspecten die bij autisme optreden en die in feite terug te voeren zijn op gestagneerde ontwikkelingsaspecten.

In de allereerste levensmaanden valt vooral de prikkelgerichtheid op die heel jonge kinderen en autisten gemeen kunnen hebben. In de daaropvolgende periode zien we de peuter ontwikkelingsstappen doormaken die voor autisten vaak maar ten dele mogelijk zijn. Doordat autisten zich op andere gebieden wel verder ontwikkelen zijn deze gemankeerde ontwikkelingsaspecten niet direct zichtbaar en vaak omgevormd tot schijnbaar bizarre gedragingen. In feite blijven zelfs volwassen autisten met een hoog ontwikkelde intelligentie gebonden aan 'jonge' cognitieve, emotionele en sociale kenmerken. Voor buitenstaanders komt hun gedrag dus als 'bizar' over omdat het meestal niet herkend wordt als een uiting van een 'jongkinderlijk' ontwikkelingsaspect.

2.3.1 De eerste levensmaanden (0 tot 6 maanden)

1   Cognitief functioneren
De jonge baby neemt waar op het niveau van *prikkels*. Auditieve, visuele, tast-, smaak- en bewegingsprikkels komen als 'brij' binnen. Er worden geen gehelen of delen onderscheiden; voorwerpen of gestalten worden niet als zodanig waargenomen. De *nabijheidzintuigen* (smaak, tast) staan op de voorgrond. Omdat er geen gehelen of delen onderscheiden worden, krijgt de *meest opvallende prikkel* de aandacht (een baby wendt bijvoorbeeld zijn gezicht naar een raam als bron van daglicht en nog niet naar een persoon). Het leren bevindt zich op het niveau van *conditionering*: met lust of onlust wordt op bepaalde signalen gereageerd (gewenning en herkenning).

2   Emotioneel functioneren
De emoties zijn totaal *ongedifferentieerd:* er is lust en onlust. Bij afwezigheid van emotie is er rust of slaap. De emoties bepalen het kind volkomen. Bij de emotie onlust is bijvoorbeeld zichtbaar hoe het lichaam verkrampt, het kind loopt rood aan, het krijst het uit.

3   Sociaal functioneren
Een eerste teken van *toewending* naar de wereld wordt zichtbaar als de baby positief reageert op opgenomen worden en met eerste lachjes gaat reageren. Dit duidt op een ontstaan van de wederkerigheid. Deze wederkerigheid is nog niet persoonsgebonden.

Kenmerken van autisme afgezet tegen de vroegste ontwikkelingsperiode

1   Vergelijking op het gebied van cognitief functioneren
De wijze waarop veel autisten op zintuiglijke prikkels reageren, duidt op een

beleving die overeenkomsten vertoont met deze vroegkinderlijke ontwikkeling. Deze prikkelgerichtheid komt zeer veel voor bij mensen die behalve autistisch ook verstandelijk gehandicapt zijn, maar ook bij autisten met een normaal verstandelijke ontwikkeling.

De nabijheidzintuigen blijven op latere, zelfs volwassen leeftijd relatief belangrijk (stofjes voelen, ruiken aan voorwerpen).

De *meest opvallende prikkels* blijven een grote aantrekkingskracht uitoefenen (lichtglinsteringen).

Deze kenmerken hoeven geen probleem te vormen, hoewel ze vaak wel bevreemdend op de omgeving overkomen. Ze zijn voor de buitenwereld vaak een signaal dat er sprake is van een afwijkende ontwikkeling.

Bij een aantal autisten kan de wijze van leren sterk gebonden blijven aan de conditionerende leeraspecten: *leren door gewenning en herkenning*. In dit geval betekent dat dat de leervormen die op een later moment van de ontwikkeling ontstaan niet of nauwelijks toegankelijk zijn. Het zal duidelijk zijn dat wanneer men iemand met autisme iets wil laten leren, men dus goed op de hoogte moet zijn van zijn wijze van leren. Niet zelden bestaat het misverstand dat iemand 'niet kan of wil leren' terwijl de fout zit in de verkeerde wijze van aanbieden van de leerstof.

2 *Vergelijking op het gebied van emotioneel functioneren*

Mensen met autisme lijken emotioneel anders te functioneren dan niet-autisten. Dit wordt wat voorzichtig gesteld omdat het begrip 'emotioneel functioneren' of 'emotionele ontwikkeling' wat moeilijk te bepalen is. Vaak is bij autisten een opvallende vlakheid in stemming merkbaar en is er ook minder differentiatie in de emoties zelf. Bij een aanzienlijke groep, met name de autisten met een verstandelijke handicap, heeft de emotie meer greep dan normaal op de persoon en kan daardoor extreem heftig zijn. Dit alles vertoont overeenkomsten met het emotionele functioneren van het zeer jonge kind, maar het blijft de vraag of dit kenmerk samenhangt met een ontwikkelingsachterstand vanwege aanlegfactoren of dat dit (mede) ontstaat door ongewenste omgevingsfactoren (bijvoorbeeld heftige angstreacties als gevolg van niet-begrijpen). Het gaat mogelijk om een combinatie van beide.

3 *Vergelijking op het gebied van sociaal functioneren*

Mensen met autisme die als 'aloof' (sterk in zichzelf gekeerd) beschreven worden (zie paragraaf 1.3.4) zullen in hun sociaal functioneren vaak overeenkomsten vertonen met kenmerken uit deze vroegkinderlijke periode. Ook autisten met een ernstige verstandelijke handicap functioneren sociaal gezien meestal op dit niveau. Het contact verloopt dan via behoeftevervulling; er is geen persoonlijke binding aanwezig. Bij het beeld 'aloof' is er zelfs geen toewending. Toch kan een bekende persoon van wezenlijk belang zijn. Door de bekendheid en vertrouwdheid ontstaat er veiligheid: de persoon met autisme weet dat de bekende ander hem (min of meer) begrijpt en de wereld voor hem ordent of datgene geeft wat hij nodig heeft.

Tabel 1 Ontwikkelingsvergelijking 0-6 maanden.

	Persoonsaspecten bij de normale ontwikkeling van 0 tot 6 maanden	Vergelijkbare persoonsaspecten van (volwassen) mensen met een autistische stoornis
Cognitieve ontwikkeling	– Waarneming in prikkels – Betekenisgeving op niveau van prikkels: de meest opvallende boven de meest functionele	– Veel volwassen autisten blijven gericht op prikkels – Soms over-, soms ondergevoeligheid
	Leren via gewenning en herkenning	Autisten kunnen via deze vorm leren; ook wanneer zij verstandelijk gehandicapt zijn
Emotionele ontwikkeling	Ongedifferentieerd: lust-onlust-rust	Vaak ongedifferentieerd: soms opvallend passief; soms heftige opwinding
	Emotie is totaal	Bij optreden van emotie lijkt de emotie de persoon in zijn greep te hebben (emotie is totaal)
Sociale ontwikkeling	Toewending naar de ander, gecombineerd met lust en herkenning; nog geen persoonlijke binding	Contact is vaak gericht op behoeftevervulling in plaats van op binding (vooral bij het beeld, 'aloof' en bij autisten met een ernstige verstandelijke handicap) Bij het beeld 'aloof' is ook de toewending niet aanwezig.

2.3.2 De periode 6 tot 24 maanden

1   Cognitief functioneren

Het actieve leren komt op gang: het kind gaat betekenis geven aan prikkels. Deze gaan *zinvolle gehelen* vormen in contrast met andere (een gezicht zien tegen een achtergrond).
Daardoor verschuift de aandacht van de meest opvallende prikkel (het raam met daglicht) naar de meest functionele prikkel (de persoon).
In de loop van deze periode ontstaat ook *de objectpermanentie*: het besef dat wanneer een voorwerp of mens uit beeld verdwijnt het toch blijft bestaan.
Het eerste *symbooldenken* komt op gang (appel van plaatje herkennen).
De eerste woordjes worden gesproken.

In de daaropvolgende maanden gaat het kind generaliseren, etiketteren en discrimineren. Het gaat overeenkomsten herkennen die een bepaalde centrale eigenschap van een 'groep' aangeven (een appel en peer zijn allebei fruit). Hier ontwikkelt zich het vermogen tot *centrale coherentie*: dingen worden als onderdeel van een geheel bekeken en het kind kent een drang om dingen en gebeurtenissen met elkaar in verband te brengen. Daardoor treedt verbinding op van aanvankelijk losstaande zaken. Tevens ontstaat er transfer van het geleerde naar nieuwe, onbekende situaties. Het geleerde wordt met inzicht in een onbekende situatie toegepast. Veel ouders zullen met vertedering terugdenken als er in deze periode van hun kroost een toepassing van kennis plaatsvond die nog niet helemaal een juiste interpretatie van de kern van de zaak was: alle meneren heten plotseling pappa (overgeneralisatie van het begrip pappa) of iedereen moet een handje krijgen, ook de poes, de goudvis en het standbeeld in het park (transfer van nog niet helemaal juist gekaderd sociaal gedrag).

Een belangrijke vorm van leren wordt actief ontdekken en *experimenteren*. Dit experimenteren is nog sterk lichaamsgebonden gericht op het directe effect (pakken, in de mond stoppen, uit elkaar trekken, gooien). Een andere belangrijke leervorm wordt *imiteren*. In imiteren zit behalve een 'leeraspect' ook een sociaal aspect; er is bewustzijn en belangstelling voor wat de ander doet en een neiging dit te herhalen en over te nemen.

2 Emotioneel functioneren

De emoties krijgen geleidelijk *differentiatie*: blij, verdrietig, boos, tevreden. Ze bepalen nog wel steeds de persoon; dat wil zeggen dat als het kind verdrietig is, het 'een en al' verdriet is.

3 Sociaal functioneren

Het besef van 'de belangrijke ander' wordt gevestigd. Er ontstaat *binding* met de ander die voor vervulling zorgt: er is totale liefde en afhankelijkheid. De kwaliteit van de binding is symbiotisch: het kind kan hierin nog niet zelfstandig functioneren. De 'belangrijke ander' is als het ware een verlengstuk van zijn eigen zelf. Binnen deze symbiotische relatie is er wederkerigheid: blij toelachen, zich laten troosten, angst voor vreemden.

Kenmerken van autisme afgezet tegen de ontwikkelingsperiode van 6 tot 24 maanden

1 Vergelijking op het gebied van cognitief functioneren

Mensen met autisme blijven een sterke neiging houden tot *concreet denken* en hebben *moeite met symbolisch denken*. De neiging om op het concreet aanwezige te reageren is krachtig. Het kost hun moeite bezig te zijn met iets wat niet daadwerkelijk aanwezig is (zwak ontwikkelde objectpermanentie). Dit beïnvloedt ook de taalontwikkeling: een autist blijft eerder de concrete betekenis van een woord horen dan de betekenis achter het woord. Bij som-

mige autisten is de 'uiterlijke vorm' van de taal redelijk ontwikkeld maar is er weinig verbinding met de betekenis van de woorden; zinnetjes worden dan geuit omdat ze bij een situatie horen, niet omdat de persoon daadwerkelijk iets wil 'vertellen'. Deze zinnen zijn herkenbaar aan hun grammaticaal juiste formulering, en aan het starre gebruik van intonatie en vorm.
Een voorbeeld van concreet taalgebruik:

VOORBEELD   Een jongeman met autisme heeft een speciale voorliefde voor uitdrukkingen die hij als grappig ervaart. Zo kon hij nog dagen pret hebben om een uitdrukking die zijn moeder bezigde: 'Ik ben vanmiddag tijdens het winkelen tegen een mooie jas opgelopen!' De jongeman legde uit dat hij dat steeds weer precies zo voor zich zag: zijn moeder die letterlijk tegen een in de lucht zwevende jas aanliep! Een speciale en kinderlijke humor, die verrassend was gezien zijn volwassen leeftijd en zijn intelligentieniveau.

Een voorbeeld van situatiegebonden taalgebruik:

VOORBEELD   Tijdens de maaltijd gebruikt een moeder geregeld het woord lekker; soms gemeend, soms als verzekering dat iets wat de kinderen misschien minder lekker vinden, toch juist best lekker is. Dus is het steevast: 'Jongens, lekker soep vandaag!' of: 'lekkere gehakt en bietjes!' en: 'lekker gezond eten!'
Haar autistische zoontje barst in tranen uit en duwt het bord van zich af en roept daarbij: 'Jongens, lekker soep vandaag!'

Er is meer oog voor *het detail* dan voor het geheel. Wanneer een autist gevraagd wordt iets te beschrijven dan zal hij dat eerder doen door de details te beschrijven dan door de essentie van iets te noemen.
De essentie oftewel het algemeen bindende element dat van een 'brij' een 'zinvol geheel' maakt, wordt slechts moeizaam begrepen.
Een voorbeeld van denken in details:

VOORBEELD   Een autistisch meisje beschrijft de dag van gisteren: 'Ik stond op, liep naar het raam, deed de gordijnen open, ik zag dat het regende. Ik waste me, kleedde me aan, ging naar beneden en nam een kop thee in het blauwe kopje, Piet had thee ingeschonken in het rode kopje, ik nam een boterham,' enzovoort.

Veel mensen met autisme vertellen op deze manier. Het verhaal wordt stap voor stap verteld, zonder (veel) samenvattende aspecten en zonder (veel) metacommunicatie. Per persoon verschilt de keuze van de feitenweergave, maar ieder die wel eens met een autist gesproken heeft, herkent deze wijze van vertellen.
Niet-autisten zullen kiezen voor een veel globalere weergave, en alleen een gebeurtenis die 'eruit springt' weergeven. Ook zullen zij meer geneigd zijn een waardeoordeel of een gevoel te vermelden.

VOORBEELD   Vertel eens hoe je dag gisteren verliep. 'O, ik stond op, keek uit het raam en ja hoor! slecht weer natuurlijk! Na het ontbijt, waar Piet trouwens weer demonstratief het rode kopje ingepikt had...'

Zelfs een autist met een hoogontwikkelde intelligentie kan de essentie van een geheel slechts moeizaam begrijpen. Soms lukt dit door stap voor stap te redeneren en zo tot een bepaalde uitkomst of conclusie te komen. Van Dalen, beschrijft hoe hij (als autist) waarneemt:

> *'...Als een vogelhuisje door de wind is omgevallen, zie ik dat niet direct als zodanig. In eerste instantie valt mij totaal niets op, hooguit een vage indicatie dat er iets niet klopt (meestal ingegeven door angst). In tweede instantie (...) een bepaalde configuratie van boomstammetjes. In derde instantie merk ik de gerelateerdheid van die boomstammetjes op. In vierde instantie besef ik dat het een vogelhuisje betreft. In vijfde instantie zie ik de desolate toestand ervan in. In zesde instantie, na volledig de betekenis te hebben verworven, handel ik pas: ik zet het overeind. Al deze stappen ervaar ik expliciet en op niet-automatische wijze...'* (Van Dalen, 1994).

Sterk verbonden met dit denken in detail is de *moeite met generaliseren* en *transfer*.
Bij autisten verloopt generaliseren niet vanzelfsprekend. Een geleerd begrip valt voor een autist niet zomaar onder een breder begrip en een geleerd begrip wordt niet zomaar met inzicht in een andere situatie toegepast. Donna Williams schrijft:

> *'Ik had altijd al moeite gehad met de idee dat iets anders wordt. Ik kende koeien, maar als ze een kudde vormden, waren het voor mij geen koeien meer. Ik begreep dat je 'kudde' gebruikt om een groep aan te duiden, maar het woord 'vee' begreep ik niet...'*

Ze beschrijft dat ze een baantje krijgt: 'knoopsgatenmaker'. Daartoe moet ze knoopsgaten maken in bontjassen. Ze vertelt over het desastreuze verloop van haar eerste dag:

> *'Ik werkte flink door, en ik vorderde snel; de doos met jassen raakte snel vol. De baas kwam langs en raakte onder de indruk van mijn tempo. Hij besloot even te kijken of ik nauwkeurig werkte. Er verscheen een uitdrukking van afgrijzen op zijn gezicht. Jas na jas ging door zijn handen; toen begon hij te schreeuwen. 'Wat heb je uitgehaald?', riep hij telkens weer. 'Knoopsgaten in de mouwen, knoopsgaten in de kraag, knoopsgaten in het rugpand. Sodemieter op jij!' (...) Ik had me niet gerealiseerd dat knoopsgaten op een bepaalde plaats horen'* (Williams, 1992).

De moeite met denken in symbolen, denken in detail en met generaliseren en transfer geven aan dat de neiging tot *centrale coherentie* slecht ontwikkeld is.

2   Vergelijking op het gebied van emotioneel functioneren
Emoties bij mensen met autisme zijn vaak minder gedifferentieerd dan bij leeftijdgenoten met eenzelfde intelligentieniveau. De emoties kunnen slecht uitgesteld worden en worden slechts moeizaam gerelativeerd. Net als bij jonge kinderen bepaalt een aanwezige stemming de houding van de persoon zeer sterk. Impulsiviteit en neiging tot directe behoeftebevrediging vallen op. Bij afwezigheid van emotie maakt een autist een vlakke en passieve indruk. Kortom, het is 'alles of niets'.

3   Vergelijking op het gebied van sociaal functioneren
Bij autisten blijft de kwaliteit van het contact in principe achter bij andere delen van hun ontwikkeling. Bij sommigen blijft het contact op niet-persoonsgebonden niveau steken (zie bij de eerste periode), anderen groeien door naar deze tweede periode. Het contact met de ander is in dat geval symbiotisch van aard. Het is persoonsgebonden en met deze binding kan de mens als persoonlijkheid beginnen te functioneren. Door de aard van het contact kan hij nog nauwelijks 'zelfstandig' functioneren. Aan zichzelf overgelaten kan er leegte ontstaan, verval van gerichtheid en inzicht, en in het ergste geval zelfs paniek.

Tabel 2 Ontwikkelingsvergelijking 6-24 maanden.

	Persoonsaspecten bij de normale ontwikkeling en de werkelijke leeftijd 6 tot 24 maanden	*Vergelijkbare persoonsaspecten van (volwassen) mensen met een autistische stoornis*
Cognitieve ontwikkeling	Waarneming in betekenisvolle gehelen	Veel autisten hebben moeite met betekenisvolle gehelen
	Ontstaan van objectpermanentie	Minder goed ontwikkelde objectpermanentie en de neiging om in het hier en nu te denken
	Centrale coherentie: de neiging om overeenkomsten te zien	– Moeite met centrale coherentie – Het geleerde wordt niet automatisch aan eerdere ervaringen gekoppeld
	Generalisatie en transfer	Slechte generalisatie en transfer
	Symbooldenken	– Geneigd tot concreet denken: over wat ter plekke 'is', in het hier en nu – Moeite met symbooldenken
	Taal en spraak komen op gang	Taal blijft vaak achter
	Leren verloopt nu ook via experimenteren en imiteren	– Experimenteren vaak moeizaam; minder initiatief tot ontdekken – Imiteren moeizaam of niet
Emotionele ontwikkeling	Er ontstaat meer differentiatie: blij, verdrietig, boos	Dit stadium van differentiatie kan zich in gelijke mate ontwikkelen
	Nog geen greep op de emotie	Ook veel autisten hebben geen greep op hun emotie
Sociale ontwikkeling	– Binding met de 'belangrijke ander' – Contact is symbiotisch, dat wil zeggen het kind staat nog niet als persoonlijkheid op zichzelf – Eenkennigheid als signaal van onderscheid tussen de 'belangrijke ander' en een vreemde	– Veel autisten functioneren op het niveau van de allereerste periode: contact ter vervulling van behoeften – Een aantal autisten ontwikkelt contact dat overeenkomt met deze periode: symbiotisch dus

2.3.3 De periode 24 tot 48 maanden

1 Cognitief functioneren

Het kind krijgt steeds meer besef van eigen initiatief en beïnvloeding van de buitenwereld. Het gaat eigen verwachtingen ontwikkelen en begint zich bewust te worden van zijn eigen denken.

Onderscheid tussen de eigen *binnenwereld en de buitenwereld* wordt steeds duidelijker. Besef van fantasie en werkelijkheid ontstaat, en daarmee wordt fantasiespel mogelijk.

Als gevolg van de objectpermanentie wordt het mogelijk te denken en te praten over wat je niet concreet ziet. Het wordt dus steeds beter mogelijk bezig te zijn met iets *wat niet concreet aanwezig* is.

Het experimenteren verloopt nu gevarieerder en met belangstelling voor aspecten als 'in elkaar passen', 'combineren'. Er ontstaat (in geringe mate) enige overdenking en planning: het kind gaat nadenken. Het imiteren kan overgaan in 'overnemen' of 'zelf doen'. Wanneer het sociale aspect de boventoon voert, ontstaat het 'samen doen' of 'helpen'. Het iets klakkeloos nadoen wordt minder interessant.

2 Emotioneel functioneren

Emoties differentiëren verder, zowel in de *kwantiteit als in de kwaliteit*. Iets kan beleefd worden als 'leuk' of 'geweldig' en een emotie als 'jaloezie' ontstaat. Het wordt mogelijk *gevoelens uit te stellen* (kindje is gevallen, rent zwijgend naar moeder en begint daar te huilen), gevoelens extra heftig in te zetten (dwingende huilbuien). De persoon gaat niet meer helemaal onder in de eigen emoties.

3 Sociaal functioneren

In de loop van deze levensmaanden ontstaat de separatie: het kind kan steeds langer functioneren zonder zijn hechtingsfiguur.

Het kind wordt bewust van eigen keuzes, van de eigen persoon.

Het is de periode van 'zelf doen' en het kind is zich sterk bewust van 'ik en de ander': 'ik heb mijn eigen gedachten en jij hebt de jouwe'.

Het kind heeft weet van rollen, posities en belangen. De relatie met de ander is sterk bepaald door dit alles: er is strijd, 'de baas zijn', zelf doen, of van zorgen voor, helpen en ook doen.

Het vermogen om *andermans gedrag te interpreteren en te voorspellen* komt op gang. De wederkerigheid breidt zich daardoor uit maar is nog egocentrisch van karakter: het kind stelt zichzelf centraal.

Het *begin van een geweten* ontstaat maar is nog gekoppeld aan de goedkeuring en afkeuring van de geliefde ander (regelgeweten).

Kenmerken van autisme afgezet tegen de periode 24 tot 48 maanden

1   Vergelijking met cognitief functioneren
De scheiding tussen binnen- en buitenwereld komt bij veel autisten niet geheel tot stand. Het besef van wat eigen gedachten en gevoelens zijn en dat deze door een eigen wil bestuurd kunnen worden, is zwak ontwikkeld.

2   Vergelijking met emotioneel functioneren
Differentiatie blijft achter, met name van een emotie als jaloezie, die met contact en relaties te maken heeft. Ook blijven de emoties meer macht over de persoon uitoefenen, en de neiging tot impulsbevrediging blijft sterk aanwezig.

3   Vergelijking met sociaal functioneren
De grens tussen 'het zelf' en 'de wereld en de ander' is moeilijk voelbaar. Er is een gebrek aan besef dat de ander vanuit een eigen (en dus ander) perspectief waarneemt. Daarmee wordt het ook onmogelijk om zich in dat perspectief van die ander te verplaatsen: de autist beleeft de ander meer als een object dan als een persoon met eigen gevoelens, intenties en gedrag. Het ontbreken van dit besef wordt aangeduid met een ontbreken van *theory of mind*. Daardoor kan de wereld alleen vanuit het eigen inzicht en belang beleefd en bekeken worden. Dit kan zich uiten in een weerstand zich door de ander te laten leiden, zich daadwerkelijk met de ander en het andere te committeren. De wederkerigheid in contact verloopt daardoor stroef en er zijn vaak conflicten en verzet.
De gewetensfunctie van de autist kan nog wel eens met die van de peuter/kleuter vergeleken worden: iets wordt al dan niet nagelaten omdat anders 'de belangrijke ander' boos wordt, niet omdat het zelf zo gevoeld wordt: het zogenaamde regelgeweten.

Tabel 3 Ontwikkelingsvergelijking 24-48 maanden.

	Persoonsaspecten bij de normale ontwikkeling en de werkelijke leeftijd 24 tot 48 maanden	*Vergelijkbare persoonsaspecten van (volwassen) mensen met een autistische stoornis*
Cognitieve ontwikkeling	Onderscheid tussen de binnen- en buitenwereld	Scheiding tussen binnen- en buitenwereld komt vaak niet goed tot stand
	Nadenken over wat niet aanwezig is	Nadenken over wat niet concreet aanwezig is, verloopt moeizaam
	Experimenteren doelgericht en met enige planning	Leren door experimenteren verloopt vaak moeizaam en bijna altijd traag
Emotionele ontwikkeling	Toename differentiatie; emotie als 'jaloezie' ontstaat	Differentiatie van emoties minder
	Gevoelsuitingen kunnen enigszins worden uitgesteld	Beheersing van gevoelens minder; sterke neiging tot impulsbevrediging
Sociale ontwikkeling	Het 'zelf' komt los van de ander: separatie	Moeizaam functioneren van een opzichzelfstaande persoonlijkheid
	Theory of mind: bewustzijn dat de ander eigen gedachten en waarnemingen heeft	Geen of gebrekkig ontwikkelde *theory of mind*
	'Regelgeweten'	'Regelgeweten' kan zich ontwikkelen

2.3.4 De periode 4 tot 7 jaar

1   Cognitief functioneren
Het vermogen tot *logisch denken* ontwikkelt zich. Vaardigheden worden steeds verder verfijnd. Kwaliteiten als vergelijken, relativeren en reflecteren komen tot ontwikkeling. Leren kan daardoor plaatsvinden via *overleg, vooruitdenken en organiseren*.

2   Emotioneel functioneren
De emoties zijn *verfijnd en specifiek*. Zowel in kwaliteit als in kwantiteit zijn er variaties, al naar gelang het onderwerp. Het kind kan daardoor steeds beter invloed uitoefenen op de eigen emoties. Het leert te relativeren, afstand te nemen, te onderdrukken of zich voluit te laten gaan.

3   Sociaal functioneren

Er is echte *wederkerigheid*: innige vriendschappen worden mogelijk, evenals sociale verwerping zoals pesten. Mimiek, stembuiging, lichaamshouding worden niet alleen gelezen maar ook beantwoord. *Gewetensvorming* krijgt geleidelijk diepgang: zaken die eerder nagelaten werden uit liefde of angst, worden nu geïnternaliseerd als slecht of goed. Waarden en normen zijn nog wel globaal, star en in vergelijking met oudere kinderen of volwassenen ongenuanceerd.

Kenmerken van autisme afgezet tegen de periode 4 tot 7 jaar

1   Vergelijking op het gebied van cognitief functioneren

Autisten met een normaal tot hoog intelligentieniveau kunnen zeker het kennis- en ontwikkelingsniveau van deze vierde fase evenaren of overstijgen. Omdat zij op bepaalde cognitieve gebieden 'uitvallen' (vooral het concrete denken en het detaildenken van de peuterfase is typerend voor alle autisten; zie het commentaar bij de periode 6 tot 24 maanden), moeten zij bij denken en redeneren een extra inspanning leveren (bijvoorbeeld door stap voor stap een vraagstuk te beredeneren). Dit uit zich door een trage en stroeve denkstijl en een soms opmerkelijk originele en oorspronkelijke wijze van redeneren. Door het gebrek aan centrale coherentie moeten zij als het ware steeds opnieuw het wiel uitvinden (zie ook het voorbeeld van het omgevallen vogelhuisje in paragraaf 2.3.2).

2   Vergelijking op het gebied van emotioneel functioneren

De emoties zijn minder gedifferentieerd en minder beheersbaar dan bij deze ontwikkelingsfase past.

3   Vergelijking op het gebied van sociaal functioneren

Op sociaal gebied wordt op deze leeftijd een wederkerigheid bereikt die bij mensen met autisme of een aan autisme verwante contactstoornis niet geconstateerd kan worden.
In feite zou het vóórkomen van een dergelijk sociaal niveau wijzen op een fout in de diagnostiek; men moet dan aan andere diagnosen dan autisme denken.
Van belang in dit kader is ook de gewetensontwikkeling. Waarden en normen zullen niet of nauwelijks geïnternaliseerd worden als goed of slecht; de gewetensontwikkeling stopt op zijn hoogst bij een globaal geweten dat zich star en niet genuanceerd over zaken uitlaat. Vaker is van dit globale geweten geen sprake en zien we bij autisten op zijn hoogst het zogenaamde regelgeweten van de peuter/kleuter.

Tabel 4 Ontwikkelingsvergelijking 4 tot 7 jaar.

	Persoonsaspecten bij de normale ontwikkeling en de werkelijke leeftijd 4 tot 7 jaar	Vergelijkbare persoonsaspecten van (volwassen) mensen met autisme
Cognitieve ontwikkeling	Logisch denken neemt toe	Logisch denken is in principe mogelijk maar verloopt traag omdat er meer denkstappen nodig zijn
	Leren nu ook via overleg, vooruitdenken en organiseren	Vooruitdenken en organiseren is moeilijk omdat concreet denken (hier en nu) overheerst
Emotionele ontwikkeling	Emoties zijn gedifferentieerd	Emoties zijn minder gedifferentieerd
	Emoties kunnen gerelativeerd worden	Emoties kunnen slechts moeizaam (achteraf) gerelativeerd worden
Sociale ontwikkeling	Er ontstaat een gelijkwaardige wederkerigheid; vriendschappen	Wederkerigheid is soms totaal niet ontwikkeld (zie tabel 1) soms enigszins maar blijft beperkt
	Geweten wordt geïntegreerd	Geweten bevindt zich vaak op niveau van 'regels'

2.4 Toepassing van inzichten over autisme in ontwikkelingsperspectief

Autisme werd in het voorgaande bekeken vanuit het perspectief van de normale ontwikkeling. Deze wijze van denken kan in de praktijk ook toegepast worden vanuit het perspectief van een individu. Als men een beeld wil hebben van de persoonlijkheidsvorming van iemand (met als onderliggende vraag of een stoornis als autisme mogelijk een rol speelt) kunnen we persoonlijkheidsaspecten van die persoon bekijken in het licht van ontwikkelingsaspecten.
In tabel 5 kunnen in de rechterkolom van een willekeurig persoon persoons- en ontwikkelingsaspecten ingevuld worden, en kan gekeken worden op welk vergelijkbaar ontwikkelingsniveau van de normale ontwikkeling deze aspecten terug te vinden zijn. Op deze wijze kan er een indruk ontstaan over het moment waarop de ontwikkeling van iemand gestagneerd is. Overigens is dit schema geen diagnostisch middel en verdient het aanbeveling om bij gebruik ervan een deskundige (gedragswetenschapper) te betrekken.

Tabel 5 Persoonsaspecten vergeleken met ontwikkelingsprofiel.

	Persoonaspecten gekoppeld aan de bijbehorende levensfase	Persoonaspecten van Naam: Leeftijd:
Cognitieve ontwikkeling	**0-6 maanden** – Waarneming in prikkels – Betekenisgeving op niveau van prikkels: de meest opvallende boven de meest functionele – Leren via gewenning en herkenning	
Emotionele ontwikkeling	– Ongedifferentieerd: lust-onlust-rust – Emotie is totaal	
Sociale ontwikkeling	– Toewending naar de ander gecombineerd met lust en herkenning – Nog geen persoonlijke binding	
Cognitieve ontwikkeling	**6-24 maanden** – Waarneming in betekenisvolle gehelen – Objectpermanentie ontstaat – Centrale coherentie ontwikkelt zich: de neiging om overeenkomsten te zien generalisatie en transfer van geleerde zaken – Het 'denken' ontwikkelt zich van concreet denken naar symbooldenken – Taal en spraak ontwikkelen zich – Leren verloopt ook via experimenteren en imiteren	
Emotionele ontwikkeling	– Er ontstaat differentiatie: blij, verdrietig, boos – Persoon heeft nog geen greep op de eigen emotie	
Sociale ontwikkeling	– Binding met de 'belangrijke ander' – Contact is symbiotisch d.w.z. het kind staat nog niet als persoonlijkheid op zichzelf – Eenkennigheid als signaal van onderscheid	

Tabel 5 Vervolg.

	Persoonaspecten gekoppeld aan de bijbehorende levensfase	Persoonaspecten van Naam: Leeftijd:
Cognitieve ontwikkeling	*24-48 maanden* – Onderscheid tussen het eigen innerlijk en de buitenwereld – Nadenken over wat niet aanwezig is – Experimenteren doelgericht en met enige planning	
Emotionele ontwikkeling	– Toename differentiatie: emotie als 'jaloezie' – Gevoelsuitingen kunnen enigszins worden uitgesteld	
Sociale ontwikkeling	– Het 'zelf' komt los van de ander; separatie – Er ontstaat een *theory of mind*: bewustzijn dat de ander eigen gedachten en waarnemingen heeft – Er is een 'regelgeweten'	
Cognitieve ontwikkeling	*4-7 jaar* – Logisch denken ontwikkelt zich verder – Leren nu ook via overleg, vooruitdenken en organiseren	
Emotionele ontwikkeling	– Emoties zijn gedifferentieerd – Emoties kunnen steeds beter gerelativeerd worden	
Sociale ontwikkeling	– Er ontstaat gelijkwaardige wederkerigheid; vriendschappen – Geweten wordt geïntegreerd	

2.5 Autisme in het kort: enkele belangrijke begrippen en gevolgen

In het voorgaande hebben we autisme in ontwikkelingsperspectief bekeken. Deze benadering heeft als voordeel dat schijnbaar bizarre of onbegrijpelijke trekken die mensen met autisme vertonen, geduid worden als (een gevolg van) een gestagneerd ontwikkelingsperspectief en daardoor begrijpelijk worden. Dit vergroot de kansen op een juist begeleidingsantwoord. Voor we op dat begeleidingsantwoord ingaan, geven we ter afsluiting de meest centrale ontwikkelingsaspecten die autisme beïnvloeden en de belangrijkste gevolgen in het kort weer. In deze gevolgen tekenen zich de belangrijkste opvoedings- en begeleidingsvragen van mensen met autisme af.

2.5.1 Centrale coherentie en theory of mind

Twee centrale begrippen in de ontwikkeling bepalen wat iemand nu precies 'autistisch' maakt. Heel veel andere kenmerken kunnen afgeleid worden van deze centrale begrippen of worden als minder bepalend beschouwd.
Het gaat om de hierboven reeds genoemde begrippen 'centrale coherentie' en 'theory of mind'.
Centrale coherentie staat voor het vermogen overeenkomsten in dingen en situaties te zien en daardoor zaken met elkaar te combineren en met inzicht in nieuwe situaties toe te passen. Aparte, opzichzelfstaande leerervaringen leveren in combinatie met reeds aanwezige kennis inzicht in de essentie van zaken en in wat wel of niet functioneel is. Cognitieve aspecten als generalisatie en transfer en de mogelijkheid tot symbooldenken worden hierdoor beïnvloed.
Mensen met autisme vertonen weinig neiging tot centrale coherentie. Daardoor ontbreekt het hen aan mogelijkheden geleerde zaken te veralgemeniseren tot een breder en algemener inzicht om zo nieuwe zaken te helpen ordenen en begrijpelijk te maken.
Met *theory of mind* wordt bedoeld 'het hebben van een theorie over de geest'. Het gaat om het besef dat ieder zijn eigen gedachten en waarnemingen heeft, die losstaan van andermans gedachten en waarnemingen. Dit besef maakt het mogelijk zaken vanuit verschillend (persoonlijk) perspectief te bekijken. Het is de belangrijkste voorwaarde voor de ontwikkeling van vooral sociale inzichten en vaardigheden. Mensen met autisme hebben vaak een slecht ontwikkelde *theory of mind*, en kunnen daardoor de wereld alleen vanuit het eigen perspectief beleven.

2.5.2 De gevolgen van autisme

Hieronder worden een aantal gevolgen van autisme uitgewerkt.
- *Afleidbaarheid en concentratieproblemen; vluchtig en chaotisch gedrag.*
Dit hangt vermoedelijk samen met het niet in een breder perspectief kunnen denken en de overeenkomst in dingen zien. Alle prikkels zijn als het ware even belangrijk en doen dus een voortdurend beroep op de aandacht. Daardoor zal de aandacht zich voortdurend verplaatsen en is er weinig filtering, lijn en gerichtheid.
- *Moeite met ordenen en organiseren.* Er is geen inzicht in algemene principes en dus weinig mogelijkheid tot zinvolle ordening. Omdat de behoefte aan

ordening meestal wél bestaat, ontwikkelt iemand met autisme nogal eens ordeningspatronen die weinig zinvol zijn. Vaak zijn zij door hun rigide karakter moeilijk te doorbreken (bepaalde handelingen per se in dezelfde volgorde willen doen, ook als dit in bepaalde situaties onhandig of zelfs onmogelijk is). Ook organiseren valt veel autisten zwaar. Organiseren is immers vooruitdenken, iets wat iemand die sterk aan het hier en nu gebonden is heel moeilijk vindt. Bovendien gaat organiseren over 'iets wat nog niet geweest is' en wat op grond van reeds gevormde inzichten ingevuld wordt (centrale coherentie en transfer).

- *Een beperkte belangstellingswereld en neiging tot rigiditeit.* Door het slechte overzicht, de moeizame ordening van indrukken en de moeite met plannen en uitstippelen van toekomstige acties wordt de belangstellingswereld beperkt tot enkele 'behapbare' zaken. Ook de beperkte wederkerigheid heeft invloed op deze starheid: er is weinig voeding van buitenaf mogelijk; deze wordt of niet begrepen of afgeweerd omdat hij als bedreigend wordt ervaren. De starheid kan zich ontwikkelen tot gefixeerdheid en tot obsessief denken en handelen.
- *Moeite met communiceren.* De moeite met symbooldenken heeft een directe negatieve invloed op de mogelijkheden tot communicatie. Communicatie staat en valt met het kunnen denken in symbolen. Ook de beperkte wederkerigheid heeft zijn invloed op communicatie: er zal minder neiging zijn om uit te wisselen, terwijl ook het onderling voeden, het zich via elkaar verder ontwikkelen, ontbreekt.
- *Beperking in de wijze van leren.* Sommige autisten zijn niet in staat te leren via imiteren. Dit is een enorme handicap bij allerlei leerprocessen. Soms ook is leren via reflecteren een probleem, hetgeen mogelijk samenhangt met de moeite met symbooldenken en met het denken over wat nu niet aanwezig is. Autisten met een hoogontwikkelde intelligentie geven wel eens aan dat zij denken in beelden: eerst roepen zij het betreffende onderwerp 'op' en als zij het dan 'voor zich zien' kunnen zij erover reflecteren.
- *Emoties zijn moeilijk in de hand te houden.* Als er emoties naar buiten treden zijn zij groot en heftig. Ze jagen vaak zowel de persoon zelf als de omgeving grote angst aan. In combinatie met rigide patronen kunnen er obsessieve gedachten ontstaan die iemand in een ijzeren greep houden. Tevens is er een slechte impulsbeheersing: datgene wat zich aandient heeft een sterk aanzuigende werking.
- *Stress, minderwaardigheidsgevoelens en depressieve reacties.* Door de moeite met leren, door het niet-begrijpen van zaken ontstaat stress. De gewone wereld is niet alleen niet ingericht op autisten maar reageert ook met onbegrip op hen. Rigiditeit wordt opgevat als onwil, afwijkende communicatie als lachwekkend, traagheid in denken als sloomheid, beperkte wederkerigheid als egoïsme. Autisten met een normale intelligentie ontwikkelen vaak gevoelens van minderwaardigheid over zichzelf. Autisten met een verstandelijke handicap zullen eerder geneigd zijn zich verder terug te trekken. Depressieve reacties komen voor bij beide groepen.

- *Bedreiging van de eigenheid van de persoon.* Door het zwakke onderscheid tussen 'het ik en de ander' is er een neiging om of zich terug te trekken om niet overspoeld te worden door de ander en het andere, of mee te resoneren en zich totaal te laten meeslepen. De buitenwereld is daardoor een voortdurende bedreiging van het eigen ik en het eigen territorium. Ook dit kan tot angst en stress leiden en in het ergste geval tot psychotische reacties.
- *De kwaliteit van de relatie met anderen is gering.* Omdat de relatie relatief meer op behoeftevervulling en minder op persoonlijke vervulling is gericht en omdat er weinig wederkerigheid mogelijk is, stelt een autist zijn omgeving vaak teleur. De ander voelt zich nogal eens gebruikt en niet gezien. Dit kan tot grote frustraties en onmachtgevoelens bij de eerste leiden; kennelijk voldoet hij niet maar het lukt hem niet er echt zijn vinger op te leggen. Hij loopt voortdurend het risico om voor hem belangrijke personen te verliezen.

2.6   Samenvatting

Uitgangspunt voor inzicht in de stoornis autisme is de aanname dat mensen met autisme een andere prikkelverwerking hebben dan normaal het geval is. Daardoor verwerken zij binnenkomende informatie op een andere wijze en ontwikkelen zij een andere manier van denken. Bepaalde ontwikkelingsstappen op verstandelijk, emotioneel en sociaal gebied vinden niet of slechts ten dele plaats. Zij ontwikkelen daardoor een persoonlijkheid die wordt gekenmerkt door bepaalde vroegkinderlijke trekken. Hoe en in welke mate verschilt van persoon tot persoon.

In het algemeen is er bij deze stoornis altijd een achterstand in de sociale ontwikkeling, terwijl op cognitief gebied het concrete denken en het detaildenken sterk opvallen. Op andere cognitieve gebieden kan een autist zich relatief beter, en soms zelf normaal ontwikkelen. Op emotioneel gebied valt de vlakheid of de impulsiviteit op.

Belangrijke begrippen in de stoornis zijn de centrale coherentie en de *theory of mind*. Centrale coherentie is het vermogen de overeenkomst in dingen te zien en verworven inzichten in nieuwe situaties toe te passen. *Theory of mind* is het besef dat andere mensen andere, opzichzelfstaande gedachten en ervaringen hebben. Beide vaardigheden zijn slecht ontwikkeld bij mensen met autisme en verklaren veel van de problemen waarmee zij worstelen. Autisme heeft een aantal verstrekkende gevolgen voor de persoon en zijn omgeving. Daarin tekenen zich een aantal opvoedings- en begeleidingsvragen af die in het volgende hoofdstuk worden uitgewerkt.

3 Opvoeden en begeleiden: aansluiten en versterken

3.1 Behoefte aan ondersteuning

Het zal inmiddels duidelijk zijn dat mensen met autisme op zijn minst kwetsbaar zijn: de wereld is moeilijk te doorgronden, het tempo van anderen is hoger dan dat van henzelf en aan de verwachtingen van anderen is moeilijk te voldoen, omdat deze vaak impliciet en ingewikkeld zijn.
Daarom vraagt deze stoornis een speciaal inzicht en een speciale inspanning van de omgeving. Deze zijn in de meeste gevallen in meerdere of zelfs alle fases van iemands leven nodig: door het hele leven heen, in een snelle maatschappij die hoge eisen stelt aan presteren, samenwerken en communiceren heeft een mens met autisme een bepaalde vorm van ondersteuning nodig. Iemand moet voor hem vertalen en het onbegrepene begrijpelijk maken of neutraliseren.
Deze extra inspanning ligt in eerste instantie bij de natuurlijke opvoeder. Daarnaast is vaak begeleiding van professionals nodig. Dit kan variëren van ondersteuning of ontlasting van thuis tot speciale opvang en mogelijk zelfs uithuisplaatsing.
In dit hoofdstuk werd veelvuldig gebruikgemaakt van de literatuur van Heijkoop (1995) en Peeters (1994).

3.2 Aansluiten en versterken

Een centraal aspect in het begeleiden en opvoeden van mensen met autisme is het zoeken naar en vinden van *aansluiting*.
Omdat de persoonsontwikkeling zich disharmonisch manifesteert en omdat de ontbrekende ontwikkelingsstappen vaak niet als zodanig herkend worden, is het moeilijk te bepalen waar het in een begeleidingsvraag nu eigenlijk precies om gaat.
In de praktijk wordt een begeleidingsvraag meestal in eerste instantie verwoord vanuit het actuele probleem: er is bijvoorbeeld bizar gedrag, onaangepastheid en er zijn leerproblemen. Uiteraard moet naar een oplossing gezocht worden voor het probleem dat zich voordoet. Daarnaast is het van belang de juiste betekenis te verlenen aan bepaald (probleem)gedrag.

Elk gedrag heeft namelijk een functie, en verduidelijking van deze functie vergroot de kans op daadwerkelijke aansluiting en ondersteuning.

> VOORBEELD Rigiditeit is een veelvoorkomend probleem bij autisten. Oppervlakkig gezien lijkt rigiditeit op koppigheid. De betekenis die er dan aan gegeven wordt zou ongeveer kunnen luiden 'opstandig gedrag tegen de ander' of 'moeilijk doen'. Rigiditeit in het licht van weerstand tegen bedreigende verandering kan een heel andere betekenis hebben, namelijk 'zelfbescherming tegen een chaotische en onbegrijpelijke omgeving'.
> Met deze gedachte zal er anders met rigiditeit omgegaan worden in een begeleidingsrelatie dan wanneer rigiditeit gezien wordt als 'koppigheid'.

Bij een goede begeleiding wordt aansluiting gezocht op alle drie de gebieden van de persoonlijkheid: het cognitieve, het emotionele, en het sociale functioneren.
Het vinden van aansluiting en deze met de juiste begeleiding vormgeven is niet voldoende. Immers, de autistische mens wordt nu wel in staat gesteld het contact met de wereld aan te gaan, maar kan zo nog niet op eigen benen staan. De volgende begeleidingsvraag die zich aandient, is: kan de afhankelijkheid die gecreëerd is, verminderd worden?

Een goed uitgewerkte begeleiding richt zich daarom op twee hoofdzaken:
1. *Aansluiting* op de hulpvraag ten einde de ander ondersteuning te geven, zodat deze bevredigend kan functioneren.
2. Middelen vinden om de ander te *versterken*, zodat hij zo min mogelijk afhankelijk is en zijn mogelijkheden optimaal kan benutten.

Aansluiten en *versterken* zullen hier afzonderlijk besproken worden, hoewel zij in de praktijk van een goed vormgegeven begeleiding elkaar afwisselen. Het zijn geen strikt gescheiden momenten; hoewel elke begeleidingssituatie natuurlijk in principe met het zoeken van aansluiten begint.
Binnen deze hoofdthema's onderscheiden wij een aantal belangrijke aandachtsgebieden, die wij hierna bespreken. Helaas is het in het bestek van dit boekje niet mogelijk gebleken bij deze aandachtsgebieden onderscheid te maken in aanbod gericht op de verschillende typen autisme (aloof, passive, active but odd). Heel algemeen kan gesteld worden dat aansluiten iets nauwer luistert bij autisten met het type autisme aloof en passive, en dat versterken iets meer accent krijgt bij de 'active but odd' autisten.

3.3   Aansluiten in het contact maken

Er moet aansluiting gevonden worden in de wijze waarop de autist contact maakt met zijn wereld. Welke zintuigen gebruikt hij? Hoe kijkt hij, luistert hij, hoe raakt hij voorwerpen en mensen aan, hoe beweegt hij zich door een ruimte?

Het gebrek aan wederkerigheid in een contact geeft de ander het gevoel dat een autist hem nauwelijks waarneemt. Omdat hij de ander niet aankijkt, geen oogcontact maakt of niet reageert met verstandhouding, lijkt de autist zich nauwelijks bewust van de ander. Dit hoeft echter helemaal niet het geval te zijn. De ander wordt vaak wel degelijk belangrijk gevonden, maar op een niet-invoelbare manier.

Hoe het contact maken precies verloopt moet per persoon ontdekt worden. Algemene inzichten zijn niet voldoende. Ze moeten altijd vertaald worden naar het individu.

Als men vermoedt hoe het contact maken verloopt dan kan dit al doende getest worden door vanuit dit vermoeden contact te zoeken en te bekijken hoe de ander daarop reageert.

Een beproefd middel om de wijze van contact leggen te ontdekken is video-analyse (zie hiervoor ook paragraaf 5.1.3). Het met elkaar kijken naar video-beelden van de betreffende persoon en in alle rust kijken naar lichaamstaal, oogopslag, actief en passief bewegen levert haast altijd voldoende hypothesen op om mee verder te kunnen.

> **VOORBEELD** Een jongeman met een matige verstandelijke handicap en een autistische stoornis is in de beleving van de begeleiders ongrijpbaar en reageert totaal niet op de ander. Om hierin verbetering te brengen besluiten wij met videoanalyses te proberen tot een beter inzicht te komen.
> Bij het bekijken van de video-opnamen blijkt het volgende.
> Op het eerste gezicht zien we inderdaad een man die geen contact heeft met zijn omgeving: geen oogcontact, een maskerachtige gelaatsuitdrukking die zich niet wijzigt, vrij grote lichamelijke afstand tot de ander, geen toenadering zoekend. Bij nadere beschouwing zien we echter steeds meer andere aspecten: hij reageert heel adequaat op de verbale verzoeken van de ander. Hij kijkt van een afstand steeds heel kort naar de begeleider. Hij gaat naast zijn moeder zitten; hij reageert op een lieve opmerking door te stoppen met wiegen en zijn oor naar haar te keren. Daarna hervat hij zijn wiegen ietsje drukker en begint te zoemen, wat de indruk wekt van een blije reactie. Op het moment dat zijn moeder weer iets tegen hem zegt, gebeurt exact hetzelfde.
> Wat blijkt dus? Omdat deze jongeman geen oogcontact maakt, een uitdrukkingsloos gezicht heeft en lichamelijk veel afstand houdt (behalve bij een zeer vertrouwd persoon) krijgt de ander niet de informatie op grond waarvan hij normaliter concludeert dat hij contact heeft. Bij nadere beschouwing blijkt hij wel degelijk te reageren.

3.4 Aansluiten in de communicatie

Direct volgend op contact komt de communicatie: contact maken betekent proberen elkaar te verstaan, en dat betekent communiceren.

'Gewone communicatie' is maar ten dele toegankelijk voor iemand met autisme. Taal is voor sommige autisten een bruikbaar communicatiemiddel, voor andere niet of nauwelijks. Gezichtsuitdrukkingen, stembuiging, impliciete boodschappen worden door de meesten niet 'opgepikt' en dus niet begrepen. Een hoog tempo, verschillende boodschappen tegelijk of later op iets terugkomen zijn hachelijke zaken voor de meeste autisten.

Visuele communicatie
Doordat visuele communicatie aanwezig blijft en niet zoals verbale 'vervluchtigt' zo gauw zij geuit wordt, kan het van belang zijn visuele communicatie als vervanger of ondersteuner van verbale te gebruiken.
Allereerst dient zich de vraag aan welke *vorm* gekozen moet worden. Afhankelijk van de voorkeuren en de ontwikkeling van de persoon moet men de meest passende communicatievorm of -vormen zoeken:
a verwijzers;
b foto's;
c plaatjes of pictogrammen;
d geschreven taal.

Vervolgens dient zich de vraag aan hoe deze vormen het beste kunnen worden *toegepast*: communicatie gaat over informatie. Informatie geeft inzicht over wat komen gaat:
– dag- of weekoverzicht aan de muur;
– kalender;
– agenda;
– communicatieboekje of dagboek;
– stickers op bepaalde plaatsen met toelichting over iets ter plekke.

Verbale communicatie
Waar moet de verbale communicatie aan voldoen? Uiteraard is het antwoord hierop eveneens gekoppeld aan de mogelijkheden en voorkeuren van de persoon. Belangrijke aandachtspunten zijn de volgende:
a Communiceer over de *hoofdzaken;* bijwoorden, tussenvoegsels en relativeringen worden minder goed begrepen.
b Communiceer over *een zaak of enkele zaken tegelijk.*
c Wees *concreet* en *expliciet.*
d Gebruik *geen metacommunicatie*; als je deze wilt communiceren, maak haar dan expliciet.
e Gebruik de juiste *tijdsvolgorde.*
f Houdt een begrijpelijk *tempo* aan.

Enkele voorbeelden van concreet eenduidig taalgebruik tegenover taal met meerdere boodschappen tegelijk of boodschappen met een 'ingewikkelde' volgorde:

VOORBEELD   *één schep suiker* – een beetje suiker of wat suiker
ga je mee vissen? – het is prima visweer; gisteren trouwens ook al; maar toen hadden we andere dingen te doen, weet je nog we hebben toen boodschappen gedaan, misschien kunnen we nu dan wel gaan vissen...
eerst handen wassen en dan eten – voordat je gaat eten moet je eerst je handen wassen.
na het afwassen praten we samen over wat we vanmiddag gaan doen – misschien gaan we vanmiddag wel winkelen, maar ik weet niet zeker of dat wel kan. We beslissen dat later wel, laten we eerst maar gaan afwassen. De afspraak is dat je nu opruimt, dus ga maar opruimen! Hè, wat vervelend dat je nu nóg niet opgeruimd hebt!

3.5 Aansluiten in prikkelgevoeligheid en in denken in detail

Prikkelgevoeligheid is een veelvoorkomend fenomeen bij autisten. In combinatie met het denken in details, de moeite met generaliseren en met transfer, wordt de wereld ingewikkeld, onrustig en onvoorspelbaar.
Er is daardoor behoefte aan extra ordening en een rustig tempo. Er zijn drie hoofdgebieden waarin ordening kan worden aangebracht:
1 fysieke omgeving;
2 tijd;
3 activiteit.

De fysieke omgeving
De begeleider kan zich de volgende vragen stellen:
a Zijn er veel *prikkels* aanwezig die niet functioneel zijn maar wel aandacht vragen? Overweeg de niet-functionele prikkels weg te halen of tijdelijk uit het zicht te houden (bijvoorbeeld iets achter een gordijn of in een kast houden).
b Hebben dingen een *vaste plek*? Naarmate meer zaken een vaste plek hebben, zal het gevoel van ordening verbeteren.
c Moeten er *aanwijzingen* gemaakt worden ten behoeve van gebruik (zie communicatie: plaatjes, symbolen)?
d Moet een ruimte gekoppeld worden aan een vaste *functie*; bijvoorbeeld: een keuken is om te koken?

De tijd
Belangrijke vragen op het gebied van tijdordening zijn:
a Sluit het *tempo* aan?
b Is het nodig een *begin, tijdsverloop, en einde te* markeren (denk aan een zandloper, een eierwekkertje, een alarmhorloge of een klok)?
c Is het nodig een bepaalde *periode* te structureren? Let op: te veel informatie kan verwarrend werken. Onderzoek dus zorgvuldig wat door iemand als ondersteunend wordt ervaren. Bijvoorbeeld: een week-, dag-, dagdeelover-

zicht aan de muur, in agenda, op kalender. Soms is het belangrijk wat achter de rug is, weg te halen of door te strepen.

De activiteit
Denk daarbij aan het volgende:
a Benoem de *stappen* binnen één activiteit gescheiden (bijvoorbeeld: kamer schoonmaken is te globaal, duidelijker is: bed afhalen, lakens en sloop in de wasmand, schone lakens en sloop pakken, bed opmaken, vloer stofzuigen, wastafel boenen, spiegel afnemen enz.).
b Laat de stappen *na elkaar* uitvoeren en in de *juiste volgorde* (bijvoorbeeld via een omslagblokje waar op elke bladzij een pictogram van de deelactiviteit staat; als dat onderdeel klaar is, wordt het blaadje omgeslagen en verschijnt de volgende activiteit).
c Maak de stappen *concreet* (bijvoorbeeld: 'rommel opruimen' is niet concreet, 'leg in de doos, doe de deksel op de doos en zet de doos in de kast op zijn vaste plek' is wel concreet).

Let op: wees er alert op dat zaken die voor jou hetzelfde lijken door een autist als verschillend beleefd kunnen worden. Bovendien kan de behoefte aan ordening voor iedere autist verschillend zijn. Zorg dus dat dat goed uitgezocht is. Te weinig ordening is niet goed, maar te veel ordening of op de verkeerde wijze slaat helemaal de plank mis.

3.6 Aansluiten in de wijze van leren

Op elk moment van het leven kan zich iets nieuws voordoen. Dat nieuwe een plek geven in het reeds bekende gebeurt via leren.
Het is belangrijk te beseffen dat iemand die moeite heeft met generaliseren, een ervaring die een ander als 'meer van hetzelfde' beschouwt, als onbekend en nieuw zal beleven. Iemand met autisme wordt dus veel meer dan anderen geconfronteerd met nieuwe dingen en dus met leren.

VOORBEELD Zo beschouwde een autistische jongen het mengen van heet en koud water met de mengkraan in de keuken als iets heel anders dan het mengen van heet en koud water met de badkamerkraan. Het mengen moest hem per type kraan aangeleerd worden.

Leren verloopt op verschillende manieren. De leervormen die we hierna noemen, zijn gebonden aan een bepaald ontwikkelingsniveau. Met name autisten met een bijkomende verstandelijke handicap hebben niet alle vormen van leren tot hun beschikking, hetgeen problemen kan opleveren.
We noemen de volgende leervormen. Leren door:
- gewenning;
- herkenning.

Deze vormen van leren worden ook wel gezien als 'passief leren'.

Leren door:
- experimenteren via trial and error (niet doelgericht);
- imiteren;
- experimenteren met gebruik van voorkennis en logisch redeneren (doelgericht).

Dit zijn actieve, ontdekkende vormen van leren.

Omdat voor iemand met autisme relatief veel 'nieuw' is, moet hij vaak langer dan normaal de ruimte krijgen om 'passief' te leren, dus om te wennen en te herkennen. Zaken die een ander en passant oppikt en toevoegt aan zijn bestaande denkrepertoire zullen door autisten vaak gewikt en gewogen worden.

Een nieuwe vaardigheid moet altijd worden aangeleerd via de eigen wijze van leren. De begeleider moet dus weten *hoe iemand leert*, om via deze manier van leren het nieuwe aan te bieden.

Iemand die bijvoorbeeld moeite heeft met de leervorm 'imiteren' en vanwege een verstandelijke handicap niet in staat is te leren via 'experimenteren' kan eigenlijk alleen leren via gewenning en herkenning. Er moeten dan extra leerelementen worden ingebracht die het leren via gewenning en herkenning mogelijk maken. In dit geval kan gewerkt worden met behulp van lichamelijke begeleiding (fysical guidance), een traject in zeer kleine stappen en veel herhaling. Zie voor een voorbeeld van fysical guidance paragraaf 5.1.1.

3.7 Aansluiten in rigiditeit en preoccupaties

De starheid in denken en handelen, het gericht zijn op bepaalde interesses en daar steeds opnieuw en eindeloos mee bezig willen zijn, beleeft de omgeving vaak als een afsluiten voor contact en als verstorend. Toch is het voor de autist een wezenlijke manier om zijn wereld te beleven en de dingen een plek te geven.

In het zoeken naar contact is het delen van een preoccupatie een goede manier om toegelaten te worden in de wereld van de autist. Dat het niet *onze* manier van contact ervaren is, is in feite niet aan de orde. Aanvaarden van rigiditeit kan in feite gezien worden als het *tijd* gunnen om met al het chaotische om te gaan. Dit neemt niet weg dat er ook grenzen zijn. Een autist laten in zijn rigiditeit en preoccupaties betekent dat hij het risico loopt er totaal door bepaald te worden. Rigiditeit en preoccupaties hebben het namelijk in zich om zich uit te breiden en de angst voor de rest van de buitenwereld te vergroten. Bovendien blijft de autist een deelnemer aan de 'gewone' wereld, en moet in staat zijn daarmee een compromis te sluiten. Begeleiden gaat dus enerzijds over de mogelijkheid van contact maken in de preoccupaties, en anderzijds over het invullen van een voor allen acceptabel compromis. Bijvoorbeeld: op bepaalde *afgesproken tijdstippen* kun je met je hobby bezig zijn; of kunnen we er samen mee bezig zijn.

3.8 Aansluiten bij de directe behoeftebevrediging

Doordat het denken en beleven aan het hier en nu gebonden is, is er een hang naar directe behoeftebevrediging. Anderen ervaren dit als 'niet kunnen wachten', 'niet kunnen doseren' en 'niet kunnen werken aan een verder liggend doel'. Op het moment dat het gewenste in de buurt komt, heeft de autist alleen nog maar oog voor dat ene. Bijvoorbeeld op het moment dat er eten op tafel komt te staan, 'moet' er onmiddelijk gegeten worden. Soms is de enige oplossing 'de verleiding' *weg te halen*.
Soms is het echter wel mogelijk te leren *uit te stellen*, mits het op een goede manier geoefend wordt en mits er voor een autist haalbare afspraken over gemaakt kunnen worden.
Het volgende kan ondersteunend zijn:
- (visuele) informatie over *wat nu en wat daarna;*
- informatie over *waar* iets kan plaatsvinden.

Bij het werken aan verder liggende doelen die de kans lopen te worden gefrustreerd door de (sterkere) directe behoeftebevrediging kan het zinvol zijn de persoon met autisme te helpen met tussentijdse beloningen.

VOORBEELD   Iemand wil sparen voor een tv maar geeft steeds zijn geld uit aan lekkernijen. Dit zou als volgt aangepakt kunnen worden. Samen met de betreffende persoon een termijn uitstippelen waarin gespaard wordt. En met welke bedragen. Korte tussentijdse termijnen plannen die te overzien zijn en die worden afgesloten met een beloning: na elk tientje voor ƒ 2 aan zoutjes kopen! Dit plan visueel maken werkt extra motiverend.

In het algemeen moeten we er daarbij rekening mee houden dat het voor de betreffende persoon niet echt invoelbaar is wat van hem verlangd wordt. Hij moet zich aanpassen aan iets wat de ander van hem verlangt terwijl de aanzuigende werking van het verlangde niet zal verdwijnen en zijn invloed blijft uitoefenen.
Ideeën als 'hij moet dat toch kunnen leren'; 'hij begrijpt het best'; zijn vaak tekenen van onvoldoende aansluiting van de kant van de begeleider.

3.9 Aansluiten bij de effecten van emotioneel functioneren

Mensen met autisme hebben hun emoties met moeite in de hand; de emoties zelf zijn vaak ongedifferentieerd. Na relatief kleine frustraties kunnen heftige emoties loskomen.

Deze zijn dan vervolgens ook weer moeilijk tot bedaren te brengen: de emoties hebben de persoon in hun greep in plaats van andersom. De persoon zelf ervaart zijn emoties ook nog eens als angstaanjagend. De angst werkt dan als aanjager van nog grotere heftigheid.

Voor de omgeving werken de heftige emoties eveneens schrikaanjagend: terwijl de autist dreigt zijn controle te verliezen en juist de ondersteuning of het ingrijpen van de ander nodig heeft, worstelt de ander met zijn eigen schrik en onzekerheid en bestaat het risico dat niet de juiste reactie gegeven wordt.

Uitgangspunt voor begeleiden is hier: *veiligheid creëren voor de persoon zelf en zijn omgeving, en datgene wat groot is kleiner maken*. De invulling van dit uitgangspunt is afhankelijk van de impact die de emotie heeft:

1 Wanneer de emotie (nog) niet tot controleverlies leidt en de persoon zelf nog bereikbaar en beïnvloedbaar is dan is de volgende ondersteuning zinvol:
   - de emotie serieus nemen, een luisterend oor bieden;
   - een rustige houding uitstralen;
   - een moment bepalen dat de emotie 'klaar' is en dit duidelijk benoemen;
   - afleiden naar een rustige activiteit, zoals samen koffie zetten, een eindje lopen, een warm bad nemen.

2 Wanneer de persoon blijft hangen in zijn emotie of niet bereikbaar is dan is de volgende ondersteuning zinvol:
   - niet (meer) op de inhoud ingaan (dus het niet meer over het onderwerp van de emotie hebben);
   - zeer duidelijk en gedecideerd aangeven dat de ander moet stoppen; in sommige gevallen kan de rug toekeren of weglopen de bedoeling verduidelijken;
   - keuzes maken uit de volgende wijze van communiceren:
     · korte verbale boodschap;
     · een bewust gekozen afstand of nabijheid;
     · wel of juist niet aanraken;
     · juist wel of juist geen oogcontact;
   - indien gewenst de persoon uit de betreffende ruimte of situatie halen;
   - na het stoppen van de emotie de persoon weer terugleiden naar 'het gewone leven': het contact herstellen, doorgaan waar je mee bezig was of een rustgevende andere activiteit aanbieden.

3 Wanneer er controleverlies optreedt of wanneer de fysieke of geestelijke veiligheid van mensen in het geding is, moet er voldoende veiligheid gecreëerd worden, bijvoorbeeld:
   - een extra persoon/collega als achtervang;
   - een ruimte voor de cliënt om tot rust te komen of af te reageren;

- beschermende maatregelen zoals fixatiemateriaal;
- medicatie;
- een mogelijkheid voor de begeleider om zijn verhaal kwijt te kunnen, direct na afloop (bijv. afspreken dat iemand gebeld kan worden);
- een moment voor feedback in een later stadium (hebben we goed gehandeld, waren de van tevoren gemaakte afspraken goed).

De volgende begeleiding is dan mogelijk:
- de cliënt tegenhouden, in bedwang houden, naar een veilige ruimte brengen;
- indien mogelijk en indien dit rust geeft bij hem of vlak bij hem blijven;
- na stoppen van de emotie het contact herstellen: terugleiden naar het gewone leven of in rustig contact tot zichzelf laten komen.

Het is *in alle drie genoemde situaties* van belang dat na het stoppen van de emotie de weg terug naar het contact en het gewone leven gemaakt wordt. Hiermee wordt geenszins bedoeld het 'goedmaken van fout gedrag', maar wel dat voelbaar moet zijn dat zo'n uitbarsting weliswaar naar en vervelend is, maar dat de wereld niet is ingestort en dat het gebeuren goed kan worden afgerond zonder 'restsentimenten' bij de persoon, zijn begeleider, en zijn omgeving. De bejegening in dergelijke situaties is in het algemeen rustig, niet overdreven lief of 'nabij', niet verwijtend, strak of bozig, wel nuchter, vriendelijk, gewoon, 'we gaan weer door'.

3.10 Een casus

Ter afsluiting van het thema 'aansluiten' een casus over structureren en omgaan met emotionele problematiek.

VOORBEELD Marijke is een jonge vrouw met een lichte verstandelijke handicap en een autistische stoornis. De stoornis uit zich onder meer in obsessieve gedachten die tot grote angstideeën kunnen uitgroeien. Ter voorkoming van psychotische reacties gebruikt zij een onderhoudsdosis medicatie. Van tijd tot tijd trekt zij zich meer en meer terug, en alleen aan zichzelf overgelaten ontwikkelt zij via haar obsessies enorme spanningen. Zij zoekt nog wel contact met de begeleider om geruststelling te vragen.
Enerzijds wil zij zich afsluiten van alles en iedereen omdat haar angsten altijd de een of andere bedreiging vanuit de buitenwereld inhouden. Daardoor is elk woord van de begeleider haar uiteindelijk te veel. Anderzijds heeft zij de begeleider nodig om haar gerust te stellen over bepaalde dwanggedachten. Deze lijken onbelangrijk en enigszins bizar: 'wat is... in het Engels?' De wijze waarop zij zich tot je richt is heftig, indringend en bijzonder gespannen. Verder legt zij bepaalde vast terugkerende zorgen voor: 'Wordt het hier soms streng?' In haar gewone doen laat zij zich geruststellen door een vriendelijk en stellig antwoord, vooral

niet emotioneel geladen. Bij spanning echter wil de zorgelijke gedachte haar maar niet loslaten. Zij trekt zich steeds verder terug, wordt somberder, heeft nog meer negatieve gedachten, en komt in een negatieve spiraal terecht. Zij verzet zich steeds meer tegen inmenging van buitenaf, ervaart contact als bedreigend of als bemoeizucht.

Uiteindelijk zit zij hele dagen op haar kamer, vervuilt, schreeuwt vreemde dingen, en stormt af en toe de kamer uit om eten te pakken of de begeleider toe te schreeuwen en zelfs aan te vallen. Zij lijkt dan de grip op zichzelf en haar leven totaal kwijt te zijn.

Onze *eerste stap* was gezamenlijk een beeld over haar op te bouwen. Vervolgens zouden we vanuit deze beeldvorming haar begeleidingsvraag opnieuw formuleren en ten slotte tot een begeleidingsantwoord komen en tot de uitvoering ervan.

Wij maakten video-opnames, bespraken keer op keer onze beeldvorming, stelden deze soms bij, formuleerden werkhypothesen en gingen daarmee aan de slag.

Wij kwamen tot de volgende beeldvorming.

Marijke wordt geregeerd door haar obsessies. Naarmate zij sterker door haar obsessies bepaald wordt, raakt zij het contact met de werkelijkheid kwijt, waardoor haar obsessies nog sterker worden. Zij heeft de ander nodig om het contact met de werkelijkheid te bewaken en te herstellen en om de obsessies 'te verkleinen' door een geruststelling, die door een stellig antwoord én door een rustige, neutrale houding gegeven kan worden. Dus: de ander begrenst haar obsessies, vormt het contact met de normale wereld en helpt haar de weg terug te vinden.

Komt ze om wat voor reden ook toch in de greep van haar angst, dan is die weg terug langer dan normaal. Extra probleem is dat zij contact dan als onverdraaglijk ervaart. Haar uitbarstingen zijn deels een uiting van opgekropte spanning, deels een overspannen wijze van contact zoeken. De angst en paniek die als reactie op haar gedrag volgen, zorgen op hun beurt voor nog meer paniekgevoel bij haar.

Onze *tweede stap* was het stellen van doelen:
1. Bewaken van de hygiëne en gezondheid op een basaal en aanvaardbaar niveau.
2. De gewone wereld (bescheiden) aanwezig laten zijn.
3. Spanning verlagen.
4. Contact en invloed (structuur) van buitenaf aanbieden die acceptabel zijn.
5. Veiligheid creëren.
6. Bedreigend en agressief gedrag beheersbaar maken en positief beïnvloeden.

De *derde stap* was het uitwerken van de doelen in een begeleidingsprogramma:
1. Hygiëne en gezondheid:
   - Minstens één maaltijd per dag wordt haar op de kamer gebracht.
   - Vier keer per week douchen.
   - Eén keer per week maken de begeleiders de kamer schoon.

   Deze zaken werden met haar in het weekprogramma ingepland en altijd volgens afspraak uitgevoerd.
2. De gewone wereld.

   In een heel eenvoudig dagprogramma wordt een aantal keren per dag contact gelegd zonder iets op te dringen. Dingen worden dus benoemd of kort aangeboden. Eenmaal per week wordt het weekprogramma aangeboden waarin de tijdstippen vaststaan. Over de concrete invulling mag onderhandeld worden.
3. Spanning verlagen.
4. Structuur aanbieden.

   Deze twee doelen konden op gespannen voet met elkaar staan en werden daarom steeds in combinatie met elkaar bekeken.
   - Zo min mogelijk dingen 'moeten'.
   - Alles wordt neutraal, zonder gevoelslading gebracht.
   - Stellen in plaats van vragen. Dit stellen gebeurt alsof het om een onvermijdelijk, maar verder neutraal gegeven gaat. Bijvoorbeeld: de begeleider loopt naar de kamer van Marijke, klopt op de deur, doet de deur open en blijft op de drempel staan: 'De afspraak over de schilderactiviteit begint over vijf minuten, de spullen staan al te wachten.' De begeleider loopt weg, komt na vijf minuten terug: 'Het is nu tijd om te schilderen.' In de beginperiode wachtte de begeleider kort, en ging vervolgens weg, ongeacht de actie van Marijke.
   - De dag- en weekstructuur gaat altijd gewoon op dezelfde manier door, ongeacht het gedrag van Marijke.
   - Wekelijks wordt het weekprogramma opgesteld, daarbij wordt de afgelopen week geëvalueerd en wordt er altijd één succeservaring, hoe klein ook, benoemd (bijvoorbeeld in heel slechte tijden: 'heel goed dat je opgestaan bent, gisteren'). Er wordt één geweigerde activiteit of afspraak benoemd, en er wordt bij verteld dat het deze week vast gaat lukken. Niet te veel nadruk.
5. Veiligheid.
   - Veiligheid wordt gecreëerd door voorspelbaar te zijn. Voorspelbaarheid lijkt af en toe op gespannen voet met 'spanningsverlaging' te staan. Bijvoorbeeld als Marijke verwoordde dat zij 'moest schilderen, en zelf niet wilde. En dat zij daar zo zenuwachtig van werd'. Wij waren er toch van overtuigd dat op de langere duur de voorspelbaarheid een betere betrouwbaarheid zou opleveren. We gaven Marijke wat onderhandelingsruimte door haar uit verschillende activiteiten te laten kiezen.
   - Vragen over obsessieve gedachten worden serieus aangehoord, en er wordt rustig, vooral op de inhoud gereageerd. Verder wordt ze gerustgesteld. Dus bijvoorbeeld in antwoord op haar vraag of 'het hier soms streng

wordt': 'Nee hoor. Wel duidelijk, maar niet streng. Je hoeft je geen zorgen te maken'. Als ze te lang blijft hangen in haar vragen: 'Nu is het antwoord wel duidelijk. Ga nu maar stoppen met vragen, en... doen' (of, als zij bleef doorgaan: 'ik ga nu stoppen met praten en... doen'. Vervolgens weglopen en datgene uitvoeren).

6 Bedreigend en agressief gedrag.
We stelden de volgende randvoorwaarden:
- Cursus agressie en weerbaarheid.
- Tijdelijk twee begeleiders.
- Er is altijd de mogelijkheid de orthopedagoog te bellen om in de werkelijke situatie met de eigen houding te oefenen, gespreksvoering te oefenen, en incidenten na te bespreken en te evalueren.
- Extra medicatie indien nodig.

We kwamen de volgende begeleidingshouding tijdens agressie overeen:
Bij *schreeuwen en dreigen* zeer duidelijk aangeven dat zij moet stoppen. Schreeuwen mag wel op de eigen kamer. Dit ook benoemen. Oogcontact maken. Goed dooradem en de voeten naast elkaar stevig 'gronden'. Zorgen dat je makkelijk weg kunt komen. Collega zorgt dat hij in de buurt is maar bemoeit zich er verder niet mee.
Bij *fysiek aanvallen* met twee personen naar haar kamer begeleiden.
Het bleek niet goed te werken na afloop van een dergelijke agressieve confrontatie zelf naar haar toe te gaan, zij werd dan opnieuw boos. Andere personen met wie geen confrontatie had plaatsgevonden konden echter wel het contact herstellen en tevens de vaste dagstructuur oppakken. Na een dag kon degene met wie de confrontatie had plaatsgevonden het contact eveneens herstellen. Dit was zeer belangrijk omdat Marijke anders in de beleving bleef steken dat zij een conflict met iemand had.
Twee dingen waren dus na afloop van een dergelijke situatie van belang: het herstellen van het contact en het herstellen van de dagstructuur.

De *vierde stap* was de uitvoering. Bovenstaande werd concreet uitgewerkt en regelmatig doorgesproken.

Met Marijke wordt het volgende besproken:
- Schreeuwen mag op de eigen kamer en niet ergens anders.
- Slaan, schoppen, haren trekken mag nooit.
Dit alles wordt één keer per week met haar doorgenomen, dan wordt ook de weekkalender ingevuld en opgehangen.
Er wordt extra medicatie ter vermindering van de agressie gegeven.

Ieder voerde het plan uit zoals afgesproken. Als hij of zij vond dat er moest worden afgeweken werd altijd overleg gevoerd met de persoonlijk begeleider (mentor) van Marijke en eventueel met de orthopedagoog. Het is geleidelijk beter met Marijke gegaan.

Voor haar was erg belangrijk dat er toch enige structuur bleef bestaan, hoezeer ze zich er ook tegen verzette. Ze had wel enige onderhandelingsruimte nodig. Zo wilde zij de weekkalender niet op haar kamer, dit was een storend element in haar territorium. Op de gang naast haar deur accepteerde zij hem wel. Zo kon zij toch elk moment gaan kijken maar zich er ook voor afsluiten. Ook wilde zij zelf haar douchemomenten bepalen. Dit lukte na een paar valse starts goed.

Zij had vaak de verzekering nodig dat wij niet boos waren. Die gaven wij buiten een confrontatie altijd; tijdens een confrontatie gingen wij daar niet op in maar stelden alleen dat zij moest stoppen met bepaald gedrag. Bij schreeuwen en dreigen rende zij altijd zelf naar haar kamer als haar gezegd werd te stoppen of op haar kamer door te gaan. Het was daardoor niet nodig nog eens in te grijpen.

De fysieke agressie was hanteerbaar voor twee personen. Bij het optreden ervan was eenieder, zowel Marijke zelf als de personen die het ondergingen, altijd zeer onder de indruk. Directe steun, goed doorpraten achteraf hielpen hierbij. Er werd bekeken wat de betreffende begeleider extra nodig had aan tijd of 'samen'werken om zich te herstellen.

Voor ons was van essentieel belang dat we met voldoende ondersteuning in zee gingen en elke confrontatie goed doorspraken. Veranderingen voerden we alleen door na overleg en door middel van de weekevaluaties met Marijke. Na verloop van tijd kon het leven van Marijke met kleine stapjes weer meer inhoud krijgen. Uiteindelijk kon ze weer (en met plezier) met een (rustig) dagactiviteitenprogramma meedoen en zelfs alleen het dorp in om voor zichzelf te winkelen. Ook andere uitjes werden weer mogelijk. De medicatie kon weer worden teruggebracht tot een 'onderhoudsdosis' antipsychotica.

Slotcommentaar

Je kunt je afvragen of dit begeleidingsplan nu wel 'aansluiten' mag heten. Ben je niet gewoon aan het structureren, weliswaar 'voor haar bestwil?' Ik dacht van niet, en wel om het volgende: 'aansluiten' is vooral een mentaliteit. Het is een bepaald proces om tot inzicht te komen en begeleidingskeuzes te maken.

We lieten Marijke 'haar' verhaal vertellen door middel van de videobeelden en door haar eigen reacties. De begeleiders en ouders legden daar steeds opnieuw hun verhaal naast, aangevuld met de ervaringen van de orthopedagoog.

Aansluiten is in sterke mate: luisteren, iedere belanghebbende horen, afstemmen, uitproberen, evalueren, opnieuw luisteren, enzovoort.

3.11   En dan: versterken

Als aansluiting is gevonden en de juiste ondersteuning wordt geboden, ontstaat er een volgende vraag: kan de afhankelijkheid die daarmee gecreëerd is, verminderd worden? Kunnen er wegen worden gevonden om iemand met autisme zo goed mogelijk zijn eigen leven te laten leven met een minimale afhankelijkheid van de ander?

Eerst een in dit kader pessimistisch geluid: de wereld zoals zij is, is in principe te ingewikkeld voor iemand met autisme. Afgezien van enkele zeer getalenteerde en uitzonderlijk moedige mensen met autisme die op eigen kracht en zonder hulp een eigen leven kunnen opbouwen, zullen autisten altijd enige vorm van overbrugging of aanpassing nodig hebben. Sommigen kunnen na een speciale opvoeding, begeleiding en scholing hun leven zelfstandig invulling geven. De meesten hebben blijvend behoefte aan een bepaalde vorm van ondersteuning.

Na dit voorbehoud bekijken we de mogelijkheden om de persoon en zijn zelfstandig functioneren te versterken.

Uitgangspunt voor de begeleider is handelen vanuit respect voor de eigenheid van de ander, het zien van iemands kracht en kwaliteit. Eigenlijk is ook hier het sleutelwoord weer aansluiting: aansluitend op iemands (start)mogelijkheden samen bouwen aan versterking.

Daarbij moeten 'het hoe en wat' op de juiste, bij de persoon passende wijze ingevuld worden.

Het *hoe*:
1 juiste communicatie;
2 juiste leerstijl en leermogelijkheden;
3 juiste motivatie;
4 juiste omgevingsfactoren.

Het *wat*:
5 invulling geven aan iemands eigen wensen en dromen;
6 kijkend naar iemands toekomstperspectief.

Per persoon moeten deze punten in kaart gebracht worden om (indien mogelijk) samen met hem te bepalen waar 'het versterken' zich op zal richten. Dit kunnen zowel simpele kortetermijnzaken als verdergaande meer toekomstgerichte zaken betreffen. In de praktijk komen de volgende gebieden in meer of mindere mate aan de orde:

Vergroten van de zelfredzaamheid
Mensen met autisme zijn meestal goed in staat praktische vaardigheden aan te leren. Goede zelfredzaamheid verkleint iemands afhankelijkheid van de ander, vergroot zijn bewegingsvrijheid en verbetert de kans op zelfwaardering. Zelfredzaamheid varieert van zelf drinken, zelf huishoudelijke taken doen, tot zelfstandig reizen, werken en leven. Handige middelen kunnen helpen om onvermogen op een bepaald gebied te overbruggen zodat iemand toch zo veel mogelijk 'zelf kan'.

Voorbeelden van dergelijke hulpmiddelen:

- placemats met schematisch een bord, bestek en beker of glas aangegeven, als iemand de positie van servies en bestek niet onder de knie kan krijgen en het aantal couverts niet kan tellen;
- stickers op plaatsen waar bepaalde voorwerpen moeten staan of hangen;
- kleding klaarleggen in de juiste positie en volgorde als iemand moeite heeft met voor- en achterkant en volgorde;
- een pinpas als iemand niet met geld kan rekenen;
- een mobiele telefoon als iemand buitenshuis in paniek raakt of verdwaalt;
- een wekkerhorloge als iemand de tijd vergeet.

Creëren of vergroten van het sociale netwerk
Nadat in kaart is gebracht wat iemand wenst en graag doet, is het meestal nodig daar een netwerk omheen op te bouwen. Aan zichzelf overgelaten zal het voor de meeste autisten moeilijk zijn zelf de weg te vinden en daarin initiatieven te ontplooien.
Samen geef je vorm aan:
- deelname vereniging, cursussen;
- deelname aan het openbaar vervoer;
- ontdekken van leuke winkelbuurten;
- bezoek aan cafétjes, uitgaansgelegenheden,
- contacten met familie, kennissen en anderen;
- plek om te vissen, hardlooproute, wandel- en fietsmogelijkheid.

Vormgeven aan opleiding en werk
Scholen en activiteitencentra hebben meestal goede trajecten op dit gebied om bij aan te sluiten. Iemands sterke kanten, voorkeuren, mogelijkheden en begrenzingen worden in kaart gebracht waarna door middel van stages onderzocht wordt waar iemand zich goed bij kan aansluiten. Met behulp van een jobcoach zijn wellicht ook 'gewone' banen haalbaar.

Speciale aandachtsgebieden
Iemand met autisme loopt als volwassene het risico in het persoonlijk contact met anderen op problemen te stuiten. Een drietal gebieden vraagt vaak speciale aandacht. Door middel van gerichte training of begeleiding kan er ondersteuning gegeven worden:

1   *Sociale Vaardigheidstraining (SOVA)*
Deze training is geïndiceerd als het sociale gedrag verstorend werkt. Een echt zich eigen maken van 'sociaal communiceren' zal niet bereikt kunnen worden. De training is nuttig om bepaald elementair gedrag te oefenen en om de autist, die zich er meestal wel van bewust is dat hij 'kennelijk iets niet goed doet' een middel te geven om zich te redden.
Bijvoorbeeld: hoe telefoneer je, begroet je anderen, nodig je een leuk meisje uit of hoe geef je kritiek.

2 Seksuele opvoeding

Seksuele opvoeding in het dagelijks leven beperkt zich meestal tot voorlichting. Het overige wordt via ervaring en in de peergroup aangeleerd. Dit proces speelt zich dus voor een groot deel af buiten de gewone opvoeding. Veel gebeurt indirect en impliciet. Autisten hebben ook op dit gebied een expliciete opvoeding nodig met stap voor stap kennis vergaren over het eigen lichaam, verkennen van de eigen gevoelens, hoe te vrijen met jezelf of een ander, hoe grenzen aan te geven en te accepteren, welke gedragsregels er van belang zijn, welke plek seksualiteit in iemands leven heeft, welke normen en waarden er spelen.

Het gebruik van middelen ter preventie van zwangerschap, geslachtsziekten en aids moet helder behandeld worden. Informatie moet visueel aangeboden worden (video) en soms is het nodig in de vorm van huiswerk opdrachten uit te werken.

3 Angermanagementtraining

Angermanagement ofwel het besturen van de eigen woede is een training die van belang is bij autisten die de controle over hun eigen emoties (dreigen) kwijt (te) raken. Het blijkt vaak goed mogelijk om de eigen emotie te leren herkennen, deze door lichaamstechnieken tot bedaren te brengen en er zo adequaat mee te leren omgaan.

Angermanagementtraining is een training die erop gericht is vaardigheden te ontwikkelen om met de eigen emoties om te gaan (Benson & Ivins, 1992; Goldstein, 1987). Met de persoon zelf wordt in kaart gebracht hoe de emotie zich 'ontwikkelt', op welke wijze hij voelbaar is en hoe er geoefend wordt met het veilig kanaliseren van de emotie.

VOORBEELD   Met de cliënt wordt ingevuld:
– Welke dingen maken je boos?
– Welke dingen maken je zenuwachtig?
– Welke dingen maken je verdrietig?
Eventueel een aantal weken een dagboek laten bijhouden.
Een verdere uitwerking van 'boos':
– Hoe merk ik in mijn lijf dat ik boos ben?
  · bonzend hart;
  · raar gevoel in mijn hoofd;
  · ik ga trillen.
– Wat doe ik als ik boos ben?
  · schelden;
  · tegen de deur trappen;
  · dingen stuksmijten.
Een uitwerking van oefenen met boosheid:
– als ik merk dat ik... voel dan
  · loop ik de kamer uit;
  · ga ik langzaam en regelmatig ademhalen;

- tel ik tot tien;
- zeg ik tegen mezelf: ik wil rustig worden;
- zeg ik tegen mezelf: ik ben boos omdat...
— als ik merk dat ik rustiger wordt dan
    - ga ik terug;
    - zeg dat ik... niet wil.

Aan de hand van een gestructureerde lijst of dagboekpunten houdt de persoon zelf het verloop bij.
— 's avonds pak ik mijn oefenlijst en kruis aan:
    - of ik mij boos of blij heb gevoeld;
    - als ik boos was, welke oefenpunten zijn gelukt.

Eenmaal per week wordt met de trainer het verslag besproken; eventueel worden stappen veranderd of bijgesteld.

Per persoon kan een dergelijk programma opgesteld worden, afhankelijk van de situatie, het verloop van de boosheid en van iemands voorkeur van leren en oefenen.

3.12 Samenvatting

Autisme heeft een grote impact op iemands functioneren en op iemands (niet) begrijpen van de omgeving. Het gevolg is dat een autist op veel vlakken aanpassing en ondersteuning van zijn omgeving behoeft. Om de mens met autisme daarbij recht te doen wordt de ondersteuning in twee hoofdtermen gevat: aansluiten (bij de behoefte van de individuele persoon) en versterken (van zijn mogelijkheden). Zo wordt de kwaliteit van iemand leven maximaal gewaarborgd en tegelijkertijd zijn afhankelijkheid van anderen geminimaliseerd. De gebieden waarop op de een of andere wijze ondersteuning nodig is, zijn: contact, communicatie en informatie, organisatie in ruimte, tijd en activiteit, het toepassen van de juiste vorm van leren, en het hanteerbaar maken van rigiditeit, preoccupaties, directe behoeftebevrediging en emotionele problematiek. Bij de ondersteuningsvorm 'versterken' komen als specifieke onderwerpen aan de orde: zelfredzaamheid, sociaal netwerk en werk, sociale vaardigheden, seksuele vorming en omgaan met de eigen emoties.

4 Kwaliteiten van de opvoeder en begeleider

4.1 Beroepskwaliteiten, en dan extra goed

Inzicht verwerven in de stoornis en zoeken en vinden van aansluiting heeft een belangrijke impact op de vaardigheden en kwaliteiten van een opvoeder of begeleider. Die vaardigheden en kwaliteiten verschillen in principe niet van die van hulpverleners die met andere cliëntgroepen werken. Het onderscheid is te vinden in een accentverschil en in de brede linie waarover kwaliteiten ontwikkeld moeten zijn.

Misschien lijkt het na de uitgebreide opsomming in de vorige hoofdstukken over wat er zoal speelt en wat er nodig is, een bijna onmenselijke opgave om het goed te doen. In de praktijk valt dat mee: ten eerste speelt in de opvoeding en begeleiding van de individuele autist niet elk genoemd probleem een rol en ten tweede mag ook hier gelukkig geleerd worden. Het is wel van belang te bezien over welke kwaliteiten iemand moet beschikken, en of, als hij hier niet over beschikt, hij bereid is hieraan te werken om tot goede opvoeding of begeleiding te komen.

Alvorens op deze persoonskenmerken in te gaan, staan we kort stil bij enkele voorwaardenscheppende factoren.

4.2 Voorwaardenscheppende factoren

In het algemeen moet de opvoeder/begeleider zorgen dat hij *kennis en inzicht* in de stoornis verwerft. Er zijn voldoende cursussen op de markt om hierin te voorzien.

Bij agressie is bijscholing voor het omgaan daarmee een must, indien nodig aangevuld met een weerbaarheidstraining.

In de omgeving zullen er *afspraken* gemaakt moeten worden in de pragmatische sfeer die de veiligheid en de gewenste ondersteuning moeten waarborgen.

Meestal is een bepaalde vorm van *werkbegeleiding of intervisie* nodig; vaak kost het veel tijd en gepuzzel uit te vinden waar precies de schoen wringt. Bovendien is feedback van een ander nodig omdat de opvoeder/begeleider onderdeel is van de omgeving van de autist en daardoor minder makkelijk afstand kan nemen. Gebruik van video om het eigen contact met de persoon met autisme te analyseren kan zeer waardevolle inzichten opleveren. Wanneer er een persoonlijke analyse van een cliënt gemaakt moet worden, gekoppeld aan een probleemanalyse en een begeleidings- of behandelplan is in de meeste gevallen extra *ondersteuning* van een gedragsdeskundige nodig en soms ook van een psychiater.

4.3   Wat je moet kunnen of willen leren

Afstand nemen
Omdat contact en communicatie niet op de gewone, intuïtieve manier, verlopen ontstaat er makkelijk verwarring over de kwaliteit ervan. Zolang de begeleider of opvoeder 'normaal geldende' maatstaven en criteria hanteert bij wat contact moet inhouden zal hij (abusievelijk) concluderen dat er geen contact is. Tevens zal hij dan bij het aanbieden van contact te opdringerig overkomen.

VOORBEELD   Zo zijn wij in ons normale doen gewend elkaar aan te kijken als wij tegen elkaar praten en ervaren wij het als afwerend wanneer iemand wegkijkt. Ook ervaren wij het algauw als provocerend, overdreven, of misschien zelfs als wervend wanneer we elkaar te lang aankijken. Beide gedragingen kan een autist vertonen zónder er iets dergelijks mee te bedoelen. Mogelijk wil hij gewoon contact, maar vindt hij aankijken eng of is er niet in geïnteresseerd of, in het tweede geval vindt hij ogen erg mooi, en beseft hij niet de sociale impact van het 'aanstaren'.

Met andere woorden, zolang de eigen normen worden gehanteerd, vinden we dat er geen aansluiting is. Om aansluiting te vinden moet iemand eerst afstand nemen, de eigen verwachtingen loslaten en vanaf een afstand naar zichzelf en de ander kijken. Dan wordt zichtbaar waar het andere contact kan ontstaan.

Kijken naar de ander in relatie tot...
Van enige afstand wordt er gekeken naar de relatie van de ander met de wereld en met de begeleider. Niemand, dus ook een mens met autisme niet, is een opzichzelfstaande, losse entiteit. Ergens raakt hij aan de wereld en gaat daar op een bepaalde manier mee om. Zelfs als er in eerste instantie alleen maar terugtrekking zichtbaar is. Op welk punt legt de ander contact met de wereld? Dat te leren zien betekent kijken en nog eens kijken.

Kijken naar jezelf in relatie tot...
Aan de ene kant van het contact staat de persoon met autisme, aan de andere kant staat de begeleider. Beiden hebben invloed op de mogelijkheden tot aansluiting, waarbij de grootste inspanningsverplichting bij de begeleider ligt. De mogelijkheden worden optimaal benut als niet alleen naar de persoon met autisme gekeken wordt, maar evenzeer naar de begeleider. Wat brengt deze mee van zichzelf? Waar liggen zijn mogelijkheden en kwetsbaarheden? 'Ken uzelf' is hier een groot goed.

Betrokkenheid en distantie

Het contact met iemand met autisme is 'anders'. Dit kan inhouden dat het weinig persoonsgebonden is, gericht op behoeftebevrediging en met weinig intentie tot 'contact teruggeven'. Het beperkt zich ook vaak tot bepaalde zaken, namelijk daar waar de behoefte ligt en daarbuiten ontwikkelt zich weinig tot niets. Dit kan de ander het gevoel geven gebruikt te worden zonder dat daar enige groei in het contact tegenover staat. Betrokkenheid is nodig om een dergelijk contact aan te gaan en er de wel degelijk aanwezige bevrediging uit te halen: deze moet gezocht worden in de betekenis die de hulpverlener heeft als gids, tolk, leraar en/of helper en de invulling van dergelijke rollen.

Distantie is nodig om met het gebrek aan wederkerigheid om te kunnen gaan en de eigen verwachtingen indien nodig bij te stellen.

Structurerend vermogen

Vanwege de verstoorde informatieverwerking bij autisten staat hulp bij het ordenen van een chaotische wereld in de ondersteuningsvraag meestal centraal. Daarvoor heeft een begeleider/opvoeder een grote voorraad structurerend vermogen nodig. Of, nauwkeuriger gezegd: hij moet begrijpen waarover 'de chaos' gaat en vervolgens de structuur bieden die de chaos doet verdwijnen.

Chaos kan zich op nogal verschillende gebieden bevinden en de begeleider/opvoeder moet bepalen of en op welk gebied structurering nodig is:

- Een dag- en leefstructuur maken die duidelijk en haalbaar is en deze ook helpen uitvoeren. Dit houdt in het ontwerpen van een dagprogramma, invullen en ontwikkelen van activiteiten. De begeleider/opvoeder moet het leuk vinden hierover na te denken en wat hij bedacht heeft geschikt te maken voor uitvoering.
- Extra communicatie- en informatiemiddelen bieden. Deze middelen hoeft de begeleider niet zelf te ontwikkelen, hiervoor mag de leerkracht of de logopedist gebruikt worden, maar hij moet de middelen wel consequent en gericht hanteren. Dus niet alleen de autist gebruikt het middel, maar ook de opvoeder/begeleider.
- Consequent en consistent hanteren van de eigen normen, afspraken en houding. De begeleider/opvoeder moet voorspelbaar en betrouwbaar zijn. Dit is, om het populair te zeggen, iets anders dan het imiteren van een blok beton en werken met ijzeren regels en starre normen. De autonomie van de persoon met autisme moet altijd gewaarborgd blijven. Het hanteren van consequente regels is een *onderdeel* van betrouwbaarheid, niet de kern ervan. Het gaat vooral om een gelijkmatige, rechtvaardige en eerlijke houding en om het voorkomen van grilligheid en het kunnen omgaan met de eigen vermoeidheid of het eigen ongeduld.

Emanciperend vermogen

Met opzet is hier niet gekozen voor de term 'ontwikkelend vermogen' omdat het om meer dan dat gaat. Door de wijze waarop iemand met autisme zich manifesteert, geeft dit bij de ander al snel een indruk van kwetsbaarheid en hulpeloosheid. Dit boekje alleen al – wat er al niet moet worden begrepen van iemand met autisme en wat er niet komt kijken bij het contact met zo iemand! Bovendien is een autist afgezien van deze hulpeloosheid en kwetsbaarheid niet snel in staat een volgende nieuwe stap te zien tenzij deze in het verlengde van een reeds bestaande preoccupatie ligt. Door de ontworpen constructies van structuur en andere ondersteuning wordt de buitenwereld misschien wel steeds moeilijker bereikbaar; een gevaarlijke jungle in plaats van een samenleving om in te verkeren. De begeleider moet in staat zijn om behalve de kwetsbaarheid en de afhankelijkheid iemands kwaliteiten en mogelijkheden te zien, iemands verlangens te horen en een mogelijkheid te zoeken om er iets mee te kunnen, kortom: het helpen ondernemen, uitzoeken, uitproberen, en de ander stimuleren zijn onmisbare kwaliteiten.

Evenwichtigheid in stressvolle situaties: met de voeten op de grond

Deze kwaliteit is vooral van belang bij het begeleiden van agressief geladen gedrag of ander gedrag dat sterk een appèl doet op iemands incasseringsvermogen. Dreigend gedrag, agressieve uitbarstingen, automutilatie of claimen: al deze uitingen doen iets met een ander. Distantie nemen is van belang maar ook kunnen blijven nadenken en handelen op de juiste wijze. Met andere woorden: baas blijven over je eigen gedachten en handelingen, ondanks de emotionele lading die er ontstaat.

Om veiligheid te creëren, keuzes te maken over wat op dit moment het eerst moet, hoe je moet ingrijpen, hoe je een 'ho-stop boodschap' moet neerzetten: daarvoor moet je je hoofd er goed bijhouden en met beide voeten op de grond blijven. Het is niet zozeer een vereiste om 'koelbloedig' te zijn, maar je moet wel met je eigen schrik en angst kunnen omgaan en tevens handelend kunnen optreden.

Ethisch bewustzijn

Misschien had deze kwaliteit wel als eerste genoemd moeten worden; maar als 'last but not least' krijgt zij ook een eervolle plek.

Bij het zoeken naar aansluiting en versterking en in de confrontatie met het grensoverschrijdende gedrag dat autisten kunnen laten zien, is een goed ontwikkeld gevoel voor ethische aspecten onmisbaar.

Structureren betekent ook dat de een grenzen voor de ander stelt. Omgaan met agressie betekent ook vaak vrijheidsbeperkende maatregelen. In de praktijk van alledag lijkt het soms alsof de gedachtevorming in een behandelsituatie draait om het idee 'dat agressie beteugeld moet worden' en dat in begeleiding alles of veel mag, 'als het helpt'. Er kan een zekere vanzelfsprekendheid over structuur en over vrijheidsbeperkende maatregelen ontstaan waar deze niet hoort te zijn. Dit kan tot gevolg hebben dat er niet meer naar nieuwe mogelijkheden gezocht wordt 'omdat hij nou eenmaal deze beperking nodig heeft'.

Het je bewust zijn van de ongelijkheid in machtsverhouding die ontstaat en het daar zeer zorgvuldig en respectvol mee omgaan slijt soms als er met mensen gewerkt wordt die zo 'anders' lijken dan 'gewone mensen'. Dat roept wel eens gevaarlijke en onjuiste vooronderstellingen op dat er ook andere menselijke maatstaven gelden.

Het is een enorme uitdaging met zeer afwijkende uitingsvormen van menselijke emotie om te gaan en ook de algemeen menselijke maatstaven over zelfstandigheid, vrijheid, genegenheid, respect te blijven zien en een plek te geven.

4.4 Samenvatting

De begeleider/opvoeder heeft kwaliteiten en vaardigheden nodig die in principe in elke opvoedings- en begeleidingssituatie van belang zijn. Bij het begeleiden van mensen met autisme zijn deze kwaliteiten nog belangrijker, omdat begeleiden soms gelijkstaat met gidsen, vertalen en intermediair zijn.

Belangrijke kwaliteiten zijn: afstand nemen, eigen normen en verwachtingen loslaten, kijken naar jezelf, betrokkenheid en distantie, structurerend vermogen, emanciperend vermogen, ethisch bewustzijn.

Belangrijke voorwaardenscheppende factoren om het begeleiden en opvoeden te laten slagen zijn: kennis van autisme, werkbegeleiding of intervisie, soms speciale training (bij omgaan met agressie) en soms ondersteuning van een gedragswetenschapper of psychiater.

5 Methoden, organisaties en zorgvormen

In dit hoofdstuk gaan we in op een aantal bekende behandel- en begeleidingsmethoden en -methodieken (Kloppenburg e.a., 1999). De bespreking ervan is allerminst uitputtend. Getracht is informatie te selecteren die op een aantal van elkaar te onderscheiden gebieden van zorg en begeleiding voor autisme toepasbaar is. Het hoofdstuk wordt afgesloten met een paragraaf over verschillende soorten zorginstellingen en organisaties die zich richten op hulpverlening bij autisme.

Indien een bepaalde methode, werkwijze of organisatie niet wordt genoemd, wil dit niet zeggen dat deze minder geschikt zou zijn.

5.1 Bekende behandel- en begeleidingsmethoden

5.1.1 TEACCH

TEACCH staat voor Treatment and Education of Autistic en related Communication handicapped Children. Het programma werd ontwikkeld door Lansing en Schopfler aan de University of North Carolina en moest binnen de staat North Carolina het totale veld van en over autisme bestrijken: *dienstverlening* aan cliënten (mensen met autisme, ouders en hulpverleners; in de vorm van advisering, behandeling en de ontwikkeling van schoolprogramma's), *training* van hulpverleners en leraren, en *research* (Mesibov, 1999; Peeters, 1994). TEACCH werd ontwikkeld voor kinderen, maar blijkt ook voor de begeleiding van volwassenen met autisme nuttige inzichten op te leveren.

Het gaat uit van de volgende visie:

1 Bij begeleiding en ondersteuning wordt naar iemands totale leven gekeken, inclusief zijn toekomstperspectief. Begeleiding wordt ontworpen als een individueel programma waarbij op grond van iemands specifieke behoefte elk aanbod kan worden geformuleerd. Dit houdt in dat er een aanbod bestaat voor school, thuis, werk; voor mensen in elke leeftijdsfase (hoewel het programma oorspronkelijk voor kinderen is ontworpen) en voor alle intelligentieniveaus. Er is dus een aanbod op alle levensgebieden. Hierin onderscheidt het zich van andere programma's die meestal alleen op school of juist thuis, of in een kliniek worden aangeboden.

2   Er zijn geen vooropgezette doelen zoals inclusie, verbetering van de communicatie of maatschappelijke aanpassing. Alles wordt vastgesteld in het licht van iemands individuele en persoonlijke invulling van kwaliteit van leven.
3   Autisme is 'anders zijn', wat iets anders betekent dan 'minder' zijn. Er wordt naar gestreefd om bepaalde kwaliteiten, zoals visueel ingesteld zijn of het kunnen onthouden van grote hoeveelheden details – indien gewenst – toe te passen in iemands werkzame of lerende situatie.

Binnen de behandelmethodiek van TEACCH maakt men bij het aanleren van specifieke vaardigheden veel gebruik van gedragsmodificerende technieken. Het behandelprogramma is zeer geschikt voor:
– ontwikkeling van vaardigheden op zeer diverse ontwikkelingsniveaus bij kinderen;
– werken met structuur op het gebied van ruimte, tijd en activiteit (zie ook het volgende voorbeeld);
– werken met kleine stap-voor-stap-doelen;
– verschillende leefgebieden en de behoefte aan ondersteuning op elk onderscheiden gebied.

VOORBEELD   We geven hier een voorbeeld van werken met gedragsmodificerende technieken binnen de behandelmethodiek TEACCH.
Uitgangssituatie: een matig verstandelijk gehandicapt kind met autisme; prikkelgevoelig en dus snel afgeleid; kan nauwelijks zelfstandig bezig zijn; rent storend rond; leert via conditioneren (dus niet d.m.v. imiteren of uitleg); begrijpt informatie via picto's, richt zijn aandacht als iets met de hand aangetikt wordt (aanwijzen werkt niet).
Vraag: Help het kind eenvoudige schoolse vaardigheden te ontwikkelen: zelfstandig een werkje doen, blijven zitten op de eigen plek en op acceptabele wijze aangeven dat het 'klaar' is.
Doel: zelfstandig drie taakjes doen en zelfstandig aangeven dat het klaar is met de taakjes.
Uitwerking: Er wordt begonnen met een analyse, waarbij het volgende in kaart wordt gebracht:
– het verstandelijk niveau van functioneren;
– de wijze van communiceren;
– de wijze van leren;
– het toekomstperspectief;
– motiverende aspecten;
– de vaardigheden die wat betreft het aan te leren gedrag reeds beheerst worden;
– de factoren die verstorend kunnen werken.

Als doel wordt gekozen: drie taakjes zelfstandig aan een tafel doen en zelf aangeven dat het klaar is op een voor de klasomgeving acceptabele wijze: de boodschap overbrengen zonder rondrennen of zich anderszins te laten afleiden.
– Taak 1 is een puzzel van tien stukken.

- Taak 2 is een kralenketting rijgen.
- Taak 3 is een vormenstoof in elkaar zetten.

Deze taken zijn van uit zichzelf gestructureerd. Omdat het er vooral om gaat een aantal taken zelfstandig te doen en zich tijdens de taken en daarna niet te verliezen, worden deze gestructureerde en voor dit kind vrij makkelijke taken gekozen. Het betreffende materiaal is nieuw, maar het kind heeft ooit met dergelijk materiaal gewerkt en kan het niveau van de taken aan (hoewel het niet generaliseert naar deze situatie).

Ruimtelijke situatie: Het kind zit aan een eigen tafel, met het gezicht naar de eigen werkwand. Aan de werkwand hangen boven elkaar drie picto's van de taken. Links staat een open kast met drie planken en op elke plank staat het materiaal van één taak klaar. Rechts van de werktafel staat een open kast met drie planken die leeg zijn.

In de beginsituatie leidt de (vertrouwde) leraar het kind naar de stoel en laat hem aanschuiven. Hij blijft vlak achter het kind staan. Al zijn handelingen begeleidt hij met rustig uitgesproken korte zinnen. De leraar tikt taak 1 aan (onderste plank) en zegt 'kijk, de puzzel! Nico, ga eerst de puzzel doen!' Als het kind niet reageert, pakt hij licht de linkerhand van het kind en legt hem op de puzzel dan pakt hij hem 'samen' op, legt hem op tafel en legt langzaam de puzzel in elkaar; steeds de hand van het kind meenemend. Als hij af is zegt hij 'de puzzel is klaar', en zet de puzzel samen met de hand van het kind op de rechterplank bovenaan. Dan haalt hij de picto van de puzzel van de muur en hangt hem met de blanco achterkant terug.

Dan volgen de tweede en de derde taak op ongeveer dezelfde wijze...

Na afloop van de derde en laatste taak trekt de leraar een la open onder de tafel en legt een houten bal, die in de la ligt, in de hand van het kind. Dan neemt hij hem mee, de kinderhand met bal in zijn hand (anders wordt de bal weggegooid) naar zijn eigen bureau. Daar staat een grote jodelbaan achter plexiglas waar ze samen de bal instoppen. Dit geeft een prachtig visueel en akoestisch effect. De bal komt er niet uit, om te voorkomen dat het kind de bal pakt en ermee gaat gooien of hem opnieuw in de jodelbaan stopt. Dan roept hij triomfantelijk: 'klaar!'. Na deze activiteit mag het kind ontspannen een muziekje luisteren waar het van houdt.

Naarmate de situatie bekender wordt, vermindert de leraar zijn eigen aandeel. Zo kan hij als volgende stap de hand van het kind aantikken en vervolgens de bedoelde taak en zeggen: 'Kijk, de puzzel! Nico, pak de puzzel maar!'

In een volgende stap kan hij iets verder weg gaan staan, enzovoort.

Per kind liggen de keuzes verschillend.

In dit voorbeeld zijn de volgende leerelementen te onderscheiden:
- Leren via een conditioneringsmethode, namelijk 'fysical guidance' ('lichamelijke of fysieke begeleiding';
- Communiceren op voor dit kind begrijpelijk niveau, namelijk aan de hand van picto's (de verbale begeleiding is op dit niveau meer voor de sociale context en ter

ondersteuning van het contact en het tempo van de leraar; mogelijk leert het kind op de langere duur bepaalde woorden. Daarom moet de leraar bijna met een-woord-zinnen spreken en wel op het moment dat het bedoelde moet worden gepakt. Dus er wordt niet over de puzzel gesproken als er met de kralen geregen wordt.
- De prikkels worden gereduceerd door de positie van de werktafel en de kasten.
- De taken worden gestructureerd door hun eigen plek; links: 'nog te doen'; op tafel: 'er mee aan het werk'; rechts: 'klaar'.
- Het einde wordt gemarkeerd door iets naar de ander te brengen waardoor niet geroepen wordt, niet doelloos gerend wordt, en er een min of meer feestelijke afsluiting plaatsvindt. Dit aspect was nodig om het kind een extra motivatie te geven. Voor dit kind moet de bal na afloop ook echt 'weg' zijn, anders zou het doorgaan met de jodelbaan of met de bal gaan gooien. Daarna moet het kind worden afgeleid naar een rustige, redelijk leuke activiteit die het alleen kan doen.

Geleidelijk kan de situatie uitgebreid worden of met minder aanwijzingen gepaard gaan. De 'feestelijke' afsluiting kan langzaam aan verder naar het eind van het programma opgeschoven worden.

5.1.2 Gedragsmodificerende methoden

In een aantal begeleidings- en behandelingsmethodieken worden gedragsmodificerende methoden (Bandura, 1969) toegepast. Sterke punten van gedragsmodificerende technieken zijn:
- nauwkeurige functieanalyse van het bestaande probleem;
- systematische werkwijze;
- concrete, voor velen toegankelijke werkwijze;
- op zeer veel gebieden en voor cliënten met uiteenlopende verstandelijke niveaus van functioneren toepasbaar.

O.I. Lovaas heeft op grote schaal met gedragsmodificatie voor met name kinderen met autisme en verstandelijk gehandicapte kinderen met autisme gewerkt. Hoewel de resultaten uiteenliepen, werd er geregeld significante vooruitgang geboekt (Kraijer, 1998).
De methode van Lovaas valt op door de specifiek gerichte trainingen, zoals een taaltrainingsprogramma.
W.I. Gardner heeft een methodiek ontwikkeld die behalve aan behandeling van bepaald gedrag zeer uitgebreid aandacht besteedt aan de relatie waarin een persoon tot zijn omgeving staat.
Nauwkeurig wordt onderzocht welke interne en externe factoren een rol kunnen hebben gespeeld bij het ontstaan, in stand houden en doen toenemen van bepaald (problematisch) gedrag. Uit de analyse kunnen behalve keuzes omtrent behandeling, ook adviezen over het veranderen van ongewenste aspecten in de leefomgeving voortvloeien.
In de behandeling zelf richt men zich vooral op het versterken van de per-

soon: het ontwikkelen van 'coping strategies' om met bepaalde problemen om te gaan.

5.1.3 Behandelingsmethode volgens J. Heijkoop

J. Heijkoop (1995) ontwikkelde een methode die speciaal gericht is op vastgelopen situaties die zijn ontstaan tussen mensen met ernstige (gedrags)problematiek en hun opvoeders/begeleiders. De methode gaat niet uit van de behandeling van de persoon met het betreffende probleemgedrag maar is in feite een training van de begeleiders/opvoeders die met de persoon omgaan. Samen met de begeleiders/opvoeders neemt de trainer afstand van de bestaande situatie en neemt als uitgangspunt het opnieuw en onbevangen kijken naar de persoon in interactie met zijn omgeving. Een veelgebruikt middel bij deze methodiek is video. Er wordt gebruikgemaakt van een cyclische werkwijze:

1. opnieuw kennismaken met/opnieuw leren kijken naar;
2. een analyse van het gehele systeem; beeldvorming en werkhypotheses;
3. een training op grond van de werkhypotheses;
4. evaluatie;
5. voortgang en opnieuw gaan kijken naar (stap 1).

Belangrijke kenmerken:
- Uitgangspunt is aansluiten bij de persoon wat betreft zijn behoeftes en zijn kracht.
- Startpunt van de verandering ligt bij de begeleider/opvoeder.
- Er wordt gewerkt aan verandering van de *interacties* binnen het bestaande systeem.

Doordat de methode zich primair richt op de opvoeder/ begeleider is hij zeer geschikt voor vastgelopen situaties rond mensen met een zeer ernstige handicap en mensen met een zeer eigen en onbegrepen wijze van communiceren. Tevens is de methode goed bruikbaar voor het verbeteren van de kwaliteit van de bejegening van een cliënt in het algemeen.

5.1.4 Son-rise

Het Son-rise programma (Son-rise, 1999) gaat uit van een speciale levensvisie. Het gaat uit van een positieve levensinstelling, van een geloven in de mogelijkheden van elk mens en dus van elk kind. Op grond van die visie is een werkwijze ontwikkeld om met 'speciale kinderen' om te gaan en hun de gewenste ondersteuning te geven.
Het stelt de ouder als meest krachtige en toegewijde hulpbron centraal in deze ondersteuning. De ouder wordt getraind om de leider van het programma te zijn. Bij het vinden van de mogelijkheden van een specifiek kind wordt begonnen met het zoeken van aansluiting. Het kind laat als het ware

de ingangen zien om te groeien. De uitvoering van het programma is zeer intensief, elk moment wordt als het ware benut om te leren.

Belangrijke kenmerken:
- Uitgangspunt is het geloof in een groot en soms onvermoed (groei)potentieel in elk mens.
- In de begeleiding/opvoeding staat centraal: gedurende de hele dag (thuis, school) volgen en stimuleren.
- De ouder is de belangrijke (hoofd)trainer.

5.1.5 Sociale vaardigheidstraining

Sociale vaardigheidstrainingen zijn gericht op het ontwikkelen van vaardigheden binnen de sociale interactie.

De *Goldsteintraining* (Goldstein, 1973) werd oorspronkelijk in de VS ontwikkeld ten behoeve van mensen met een maatschappelijke achterstand. De Rijksuniversiteit Groningen heeft de training vertaald naar en aangepast aan de Nederlandse populatie. De training kan niet rechtstreeks toegepast worden bij autisten vanwege het hoge abstractieniveau dat van de cursisten gevraagd wordt. Met de nodige aanpassingen is hij echter zeer nuttig.

Een ingrijpende aanpassing vond plaats met de totstandkoming van het *Nietes-Welles Sociaal Vaardigheids trainingsprogramma* (Emmen & Plasmeijer, 1991). In deze training richt men zich op kinderen met autisme van tien tot veertien jaar.

Belangrijke kenmerken van de sociale vaardigheidstraining:
- De training is concreet en praktisch.
- De training richt zich primair op de persoon met een (sociaal) probleem.
- Hij richt zich op verandering bij de persoon wat betreft het volgende.
    - vergroten van kennis over sociale vaardigheden;
    - vergroten van gedragsrepertoire op dit gebied;
    - spanningsvermindering in sociale situaties;
    - zelfvertrouwen in sociale situaties;
- Er wordt gewerkt in kleine groepjes met het uitwisselen van ervaringen, rollenspelen en huiswerkopdrachten.

5.2 Instellingen en organisaties

Zorg- en hulpverlening voor mensen met autisme is in Nederland verspreid over tal van organisaties en instellingen. Zie hiervoor *Gespecialiseerde zorginstellingen autisme, sociale kaart Nederland* (Kannerhuis e.a., 1999). Sommige daarvan zijn speciaal gericht op hulpverlening bij autisme. Meestal zijn zij dan nog gespecialiseerd op een bepaald gebied binnen deze hulpverlening: bijvoorbeeld kinderen of jongeren met een normale intelligentie.

Andere zijn ingebed in zorg of hulpverlening die zich richt op een bredere groep dan autisten: de zorg voor mensen met een verstandelijke handicap is daar een goed voorbeeld van. De reden van deze verspreiding is historisch: vergeleken met andere problematiek is autisme relatief laat 'ontdekt'. Mensen met autisme werden daardoor anders gediagnosticeerd of bij andere doelgroepen ingedeeld: de autist met een verstandelijke handicap en de autist met zeer onbegrijpelijk/onaangepast gedrag kwam doorgaans binnen de verstandelijk gehandicaptenzorg terecht, de autist met een normale intelligente en de autist met de 'verwante contactstoornis' kwam vaker met hulpverlening vanuit de psychiatrie in aanraking.

Hierna volgt een globale beschrijving van instellingen en organisaties in Nederland die ook autisten tot hun cliëntèle kunnen rekenen. Overigens zij opgemerkt dat er per organisatie een groot verschil kan zijn in expertise en hulpverlening bij autisme.

5.2.1 Geestelijke Gezondheidszorg

De geestelijke gezondheidszorg (GGZ) richt zich met name op mensen met autisme en een (vermoeden van) normale intelligentie en houdt zich bezig met crisisinterventie, onderzoek, behandeling en resocialisatie. Deskundigheid op het gebied van autisme is meestal geconcentreerd op bepaalde plekken in *psychiatrische instellingen*. De kinder- en jeugdpsychiatrie richt zich op kinderen en jongeren met psychische problematiek waaronder autisme (bijvoorbeeld het Leo Kannerhuis voor jongeren met autisme). *Pedologische instituten* richten zich op hulpverlening aan kinderen en jongeren en combineren deze met wetenschappelijk onderzoek. Er is altijd een eigen school aan verbonden en in aan aantal gevallen een internaat.

De *Riagg's* richten zich op de ambulante hulpverlening binnen de GGZ. Zij zijn gespecialiseerd in diagnostiek en in behandeling binnen het gezin (ook: hometraining). Er worden mogelijkheden geboden voor het deelnemen aan gespreks- en trainingsgroepen rond thema's als verwerking, maar ook concrete zaken als sociale vaardigheden. De Riagg's hebben speciale autismeteams die onderzoek van en behandeling aan autisten coördineren.

Binnen de GGZ zijn ook verschillende *woonvormen* voor mensen met autisme opgezet.

Het RIBW creëert woonvormen voor volwassenen met bijkomende sociale en/of psychische problematiek.

Ook bestaan er de zogenaamde *workhomes*, woon-werkgemeenschappen voor mensen met autisme. Bij al deze woonvormen is begeleiding in meer of mindere mate geïndiceerd.

5.2.2 Gehandicaptenzorg

Binnen de gehandicaptenzorg zijn er de *intramurale instellingen*. In deze 24-uurszorg voor mensen met een verstandelijke handicap wordt ook zorg gebo-

den aan mensen met autisme en een verstandelijke handicap en aan autisten met ernstige problematiek. Vaak worden er binnen een bepaalde instelling woongroepen/leefgroepen gecreëerd die speciaal gericht zijn op cliënten met autisme of met een vergelijkbare zorgvraag. Daarnaast zijn veel autisten opgenomen in leefgroepen die niet speciaal gericht zijn op autisme.
Hoewel de gehandicaptenzorg van oudsher minder behandelingsgericht is dan de GGZ (meer op wonen en begeleiden en minder op therapie gericht), is de ortho-agogische begeleiding en de gerichte behandeling de laatste jaren duidelijk in ontwikkeling. Er zit een sterke variatie in leeftijd, niveau en ernst van autisme. Zo komen we er de zeer ernstige problematiek van de 'vastgelopen begeleidingssituatie' tegen maar ook de kinderen en volwassenen met autisme die leren en zich ontwikkelen via verschillende methodieken.
De *kinderdagcentra* zijn er voor kinderen met een ontwikkelingsachterstand die (nog) niet in aanmerking komen voor school. Bepaalde centra hebben een extra expertise rond autisme opgebouwd zoals de Rollebol in Gorinchem en de Springplank in Haarlem.
Binnen de gehandicaptenzorg bestaan tal van kleinschalige *woonvoorzieningen* die meer of minder geïntegreerd zijn in de samenleving en die vormen van 'begeleid zelfstandig wonen' bieden. Hier wonen veelal mensen met autisme en een lichte verstandelijke handicap. Meestal vindt deze vorm van zorg plaats in de Gezinsvervangende Tehuizen.
In een aantal gevallen wordt gericht gewerkt aan een verdere ontwikkeling van zelfredzaamheid en zelfstandigheid (Lorna Winghuis in Zoetermeer). Vanuit de woonvoorzieningen wordt regelmatig ondersteuning geboden bij begeleid-zelfstandig-wonen projecten.
De *Sociaal Pedagogische Diensten* richten zich op de ambulante hulpverlening binnen de gehandicaptenzorg. Zij bieden onder ander psychosociale hulpverlening, praktische pedagogische gezinsbegeleiding en ondersteuning bij begeleid zelfstandig wonen.
Binnen andere voorzieningen van de gehandicaptenzorg komt er steeds meer expertise over autisme en neemt de hulpvraag met betrekking tot autisme meer en meer een eigen plek in, al dan niet geïntegreerd met mensen met andere problemen. We noemen: de Dagcentra voor volwassenen, de integrale vroeghulp, de logeerhuizen en de Kort Verblijf Tehuizen (KVT).

5.2.3 Jeugdhulpverlening

Binnen de Jeugdhulpverlening biedt het *Medisch Kleuterdagverblijf (MKD)* dagbehandeling aan in hun ontwikkeling bedreigde kinderen tot zeven jaar. Een deel van deze kinderen blijkt gediagnosticeerd te worden als autistisch. Het MKD biedt diagnostiek, behandeling, begeleiding, gezinsbegeleiding en schoolvoorbereiding. Het *Medisch Kindertehuis (MKT)* biedt residentiële behandeling aan kinderen tot zestien jaar. Het *orthopedagogisch centrum* richt zich op minder begaafde kinderen en jongeren en biedt hun huisvesting, begeleiding en opvoeding.

5.2.4 Onderwijs

Evenals de meeste andere hierboven genoemde instellingen biedt het onderwijs geen 'speciale school' voor leerlingen met autisme. Misschien zou daar wel wat voor te zeggen zijn, gezien het grote potentieel aan leermogelijkheden bij kinderen met autisme, mits de stof op de juiste wijze wordt aangeboden. Het zeer uiteenlopende verstandelijke niveau van functioneren bij autisten vormt hier echter wel een ingewikkelde factor. De praktijk van alledag is dat vooral de *scholen voor moeilijk lerende kinderen (MLK) en zeer moeilijk lerende kinderen (ZMLK)* autistische leerlingen onderwijs bieden. Vaak is er een leerkracht speciaal geschoold op het gebied van autisme die de noodzakelijke extra deskundigheid biedt bij de invulling van het programma.

5.2.5 Hulpverlening vanuit de universiteiten

Een aantal universiteiten verricht onderzoek, diagnostiek en behandeling gericht op autisme.
Voorbeelden hiervan zijn het Ambulatorium van de Rijksuniversiteit Leiden, de afdeling Kinder- en Jeugdpsychiatrie van het Academisch Centrum Utrecht en het Universitair Centrum Kinder- en Jeugdpsychiatrie Groningen.

5.2.6 Vereniging

De Nederlandse Vereniging voor Autisme, voor mensen met een aandoening uit het spectrum van autistische stoornissen (NVA) behartigt belangen van mensen met autisme en hun ouders. De vereniging ontplooit tal van activiteiten op verschillende gebieden: informatie, contacten, ondersteuning, vakantiekampen, contacten met (koepel)organisaties en de overheid. Het blad *Engagement* wordt door het NVA uitgegeven en bevat actuele informatie en artikelen.

Tot slot

Terwijl ik dit boekje over autisme en hulpverlening bij autisme schrijf, wordt me opnieuw duidelijk hoeveel er over dit onderwerp valt te vertellen en hoeveel er in dit bestek niet werd verteld. Het boekje raakt het onderwerp autisme meer aan dan dat het een diepgaande bespreking geeft.
Vooral bij het bespreken van begeleidings- en behandelingsmogelijkheden zou elk onderwerp afzonderlijk een uitgebreide uitwerking behoeven. Voor diegenen die hun beroepsmatige leven willen verbinden met autisme valt er nog veel te leren, zowel in theorie als in praktijk. En voor wie al jaren in die praktijk functioneren, blijkt steeds weer opnieuw dat er nog bijgeleerd kan worden. Er ontstaan steeds nieuwe inzichten die de oude nuanceren, aanscherpen of zelfs vervangen. Dat maakt het niet gemakkelijk maar wel zo uitdagend en boeiend.

Literatuur

American Psychiatric Association (1994). *Diagnostic and statistical manual of mental disorders (DSM-IV)* (4th edition). Washington DC: APA.

Anoniem, geen titel. url: http://www.lovaas.com/services.htm. Geraadpleegd 1 dec. 1999.

Autism Treatment Center of America. *Answers to the most frequently asked questions about the son-rise program.* url: http://www.son-rise.org/faq.html Geraadpleegd 1 dec. 1999.

Bandura, A. (1969). *Principles of behavior modification*. New York: Holt, Rinehart and Winston, inc.

Benson, B.A., & Ivins, J. (1992). Anger, depression and self-concept in adults with mental retardation. *Journal of intellectual Disability research, 36*, 169-175.

Dalen, J.G.T. van (1994). Autisme van binnenuit bekeken. *Engagement, 3*, 3-8.

Dosen, A. (1990). *Psychische gedragsstoornissen bij zwakzinnigen*. Amsterdam: Boom Meppel.

Emmen, R., & Plasmeijer, M.P. (1993). *Nietes-Welles Sociaal Vaardigheids trainingsprogramma*. Ontwikkeld in opdracht van Riagg Rotterdam.

Emmen, R., & Plasmeijer, M.P.(1991). Sociale vaardigheidstraining van autistische jongeren via Goldstein en groepstherapie. *Engagement, 18*, 4-8.

Gardner, W. I. , Interne publicatie. University of Wisconsin.

Gillberg, C., & Peeters, T. (1995). *Autisme, medisch en educatief*. Antwerpen: Opleidingscentrum autisme.

Goldstein, A.P. (1973). *Strucured learning therapy, towards a psychotherapy for the poor*. New York: Academic Press.

Goldstein, A.P., & Keller, H. (1987). *Agressive behavior, assessment and intervention*. New York: Pergamon Press.

Heijkoop, J.C.M. (1995). *Vastgelopen. Anders kijken naar begeleiding van mensen met een verstandelijke handicap met ernstige gedragsproblemen*. Baarn: Nelissen.

Kanner, L. (1943). Autistic disturbances of affective contact. *The nervous child, 2*(3), 217-250. Herdruk: Acta Paedopsychiatrica (1968).

Kannerhuis, L. e.a. *Gespecialiseerde zorginstellingen autisme; sociale kaart Nederland*. NVA, LOA, LOAR, Leo Kannerhuis. Tel. 026-333 30 37.

Kloppenburg, R., Heemelaar, M., Janssen, M., & Brinkman, F. (1999). *Methodiek sociaal pedagogische hulpverlening*. Houten: Bohn Stafleu Van Loghum.

Kraijer, D. (1998). *Autistische stoornissen en verstandelijke beperking*. Lisse: Swets & Zeitlinger B.V.

Lafeber, Chr. (1984). *Psychotische kinderen: opvoedings- en behandelingsmogelijkheden van autistische en symbiotische kinderen*. Rotterdam: Lemniscaat.

Mesibov, G., *What is TEACCH*. url: http://www.unc.edu/depts/teacch/Whatis.htm Geraadpleegd op 1 dec. 1999.

Mulders, M.A.H., Hansen, M.A.T., & Roosen, C.J.A. (1996) *Autisme: aanpassen en veranderen, handboek voor de ambulante praktijk*. Assen: Van Gorcum & Comp. B.V.

Mussen, P.H., Conger, J.J., & Kagan, J. (1963). *Child development and personality*. New York: Evanston/London: Harper & Row.

Peeters, Th. (1984). *Uit zichzelf gekeerd*. Nijmegen: Dekker en Van de Vegt.

Peeters, Th. (1994). *Autisme, van begrijpen tot begeleiden*. Antwerpen/Baarn: Hadewijch.

Rose, J. (1996). Anger management: a group treatment program for people with mental retardation. *Journal of Developmental and Physical Disabilities, 2*, 133-149.

Vandereycken, W., Hoogduin, C.A.L., & Emmelkamp, P.M.G. (red.) (1994). *Handboek psychopathologie deel 1*. Houten/Zaventem: Bohn Stafleu Van Loghum.

Verhofstadt-Deneve, L., Vyt, A., & Geert, P. van (1991). *Handboek ontwikkelingspsychologie*. Houten/Antwerpen: Bohn Stafleu Van Loghum.

Williams, D. (1992). *Mijn wereld, de wereld*. Houten: Van Holkema & Warendorf.

Wing, L. (1988). The autistic continuum. Aspects of autism. *Biological research*, 5-8.

Wing, L. (1993). Het autistische spectrum. *Engagement, 20*, 9-14.

Aanbevolen literatuur

Berckelar-Onnes, I.A. van, & Engeland, H. van (1986 en 1992). *Kinderen en autisme*. Meppel: Boom.

Došen, A. (1990). *Psychische gedragsstoornissen bij zwakzinnigen*. Amsterdam: Boom Meppel.

Peeters, Th. (1994). *Autisme, van begrijpen tot begeleiden*. Antwerpen/Baarn: Hadewijch.

Wing, L. (1981). *In zichzelf gekeerd*. Rotterdam: Lemniscaat.

Adres

Nederlandse Vereniging voor Autisme (NVA)
Postbus 1367
1400 BJ Bussum
Tel. 035-693 15 57
http://www.autisme-nva.nl

GPSR Compliance

The European Union's (EU) General Product Safety Regulation (GPSR) is a set of rules that requires consumer products to be safe and our obligations to ensure this.

If you have any concerns about our products, you can contact us on

ProductSafety@springernature.com

In case Publisher is established outside the EU, the EU authorized representative is:

Springer Nature Customer Service Center GmbH
Europaplatz 3
69115 Heidelberg, Germany

www.ingramcontent.com/pod-product-compliance
Lightning Source LLC
Chambersburg PA
CBHW081350100426
42871CB00021B/268